海外館藏中醫古籍珍善本輯存（第一編）

第四十六册

劉金柱　羅　彬　主編

保赤彙編（二）

廣陵書社

臨證綜合類（婦科、兒科）

保赤彙編（二）

〔清〕金玉相 輯 光緒四年刻本

達生編大意

胎產一事自產寶諸書以後代有發明類集詳備臨產及產後調理之法率皆至精至密似無遺義但或專精方藥而未及其所以然或略一及之而未竟其旨儻非究心有素之人未易明而用之也倉卒之間殊難得力茲特倡明天德自然之說不厭煩絮重複以期於暢使平日可以預防臨時可以應急從此天下後世產母嬰兒同登壽域豈不快哉然亦不過遵古人之意而條達之非創爲異說也

一此編只是反覆以言其理至於方藥殊未之及

偶載一二皆取先賢古方極平極穩者葢極平常之事須用極平常之藥一切矜奇炫異之方槪置不錄且保護得法雖平常之藥亦無所用之矣儻必欲用則他刻自有原不相妨

一凡胎前臨產產後調護之法一一備載不厭煩複葢原係家居日用閨房瑣屑之事一有不到皆足致病與其服藥於病後曷若致謹於平時

一此編言語俚俗未免見笑大方但原爲婦人而設識字者固不必言不識字者令人誦之皆可通曉然須平時講令心中明白臨時自有主張不但產母宜知一應老幼男婦皆當知之與其

看戲文聽說書不如此等有益也

一此編雖共所當知而富貴之家尤宜熟講蓋閨人平時嬌養口厭肥甘身安逸樂體氣脆薄且性情矯傲不聽人言到此時纔一知覺卽不能耐點著燈火上呼下應房中擠簇多人內外嚷成一片穩婆絡繹各要爭功脈未離經胎未轉下卽便坐草及致不順奇方珍藥紛紛亂投以致母子兩誤者多矣豈不惜哉但能留意此編自可平安清吉

一開卷卽載臨產者何蓋臨產倉卒不及細檢因以切要者載之首篇俾得開門見山人人熟習

專意持行自可無誤若平時講說原不妨從係胎順序看之也

一試痛一篇尤爲緊要葢知試痛之誤方知正生之易正與臨產一篇互相表裏最宜細看仍采先賢格言之足相發明者數條載之聊以徵予言之不謬

一語云勿以善小而不爲此編固小之小者然誠有見於胎產爲生人之始隨時隨地體驗而成且身經目擊口授耳聞千試不爽忘其猥陋出以語人漏萬之譏固所不免世之君子原其心焉可矣

達生編上　　保赤彙編五

亟齋居士述

○原生

天地之大德曰生。生之德。無往不在。要之莫大於生人。夫胎產固生人之始也。是以名之曰生。生也者。天地自然之理。如目視而耳聽。手持而足行。至平至易。不待勉强而無難者也。然今之世。往往以難產聞者。得無以人事之失而損其天耶。夫天豈以生道殺人哉。必不然矣。因思人爲至靈。何有於物。物之生也。莫或難之。故草木之甲以時。鼂鷇之出以日。豈復有導之者哉。自然而然。不待勉强。於人何獨不然。有童子

達生編　上

骨哽於喉。百方不出。舉室徬徨。一嫗視之曰。無異也。令靜臥。飼以粥糜。三日自出。而無所苦。可以知其理矣。骨哽者人事也。尚可以天勝之。而況天道之常與自然之極者乎。事本易也。而自難之。事本常也。而或異之。無惑乎其然矣。繼持此理。消息行之。百試之下。無一失者。而多不用藥。由此敝唇焦舌。以告同人。頗蒙相信。數年以來。一邑之間。產難者葢寡矣。獨惜一隅不能遍及。茲漫述成帙。剞劂布之。夫豈能有補於生之外哉。惟願順承天休。而毋以人事撓之。以各遂其生而已。

○臨產

六字眞言。一曰睡。宜仰靠 二曰忍痛。勿曲腰 三曰慢臨盆。勿亂動手。

初覺腹疼。先自家拿穩主意。要曉得此是人生必然之理。極容易之事。不必驚慌。但看疼一陣不了。又疼。一連五七陣。漸疼漸緊。此是要生。方可與人說知。以便伺候。若疼得慢。則是試疼。只管安眠穩食。不可亂動。此處極要著意留心。乃是第一關頭。不可忽略。若認作正產。胡亂臨盆。則錯到底矣。

此時第一要忍疼爲主。不問是試疼。是正產。忍住疼。照常吃飯睡覺。疼得極熟。自然易生。且試疼與正生。亦要疼久。看其緊慢。方辨得清。千萬不可輕易臨盆坐草。揉腰擦肚。至囑至囑。再站時宜穩。站坐時宜正坐。不可將身左右擺扭。須知此處要自家作主。他人替不得。與自家性命相關。與別人毫無干涉。

到此時。必要養神惜力爲主。能上牀安睡。閉目養神最好。若不能睡。暫時起來。或扶人緩行。或扶桌站立片時。疼若稍緩。又上牀睡。總以睡爲第一妙法。但宜仰睡。使腹中寬舒。小兒易於轉動。且大人睡下。小兒亦是睡下。轉身更不費力。益大人宜惜力。小兒亦宜惜力。以待臨時用之。切記切記。無論遲早。切不可輕易臨盆用力。切不可聽穩婆說。

孩兒頭已在此。以致臨盆早了。誤盡大事。此乃天地自然之理。若當其時。小兒自會鑽出。何須著急。因恐小兒力薄。其轉身時用力已盡。及到產門不能得出。或亦有之。宜稍用力一陣助之。則脫然而下。蓋此時瓜熟蒂落。氣血兩分。渾身骨節一時俱開。水到渠成。不假勉強。及至生下。即產母亦不知其所以然矣。

或曰。大便時亦須用力。如何生產不用力。不知大便呆物。必須人力。小兒自會轉動。必要待其自轉。不但不必用力。正切忌用力。蓋小兒端坐腹中。及至生時。垂頭轉身。向下。腹中窄狹。他人有力難助。要聽其自家慢慢轉身。到產門。頭向下。腳向上。倒懸而出。若小兒未曾轉身。用力一逼。則腳先出。以爲詭異。且贈之美名。曰腳踏蓮花生。或轉身未定時。用力一逼。則橫臥腹中。一手先出。又名之曰討鹽生。即或轉身向下。略不條直。用力略早。亦或左或右。偏頂腿骨而不得出。不知此等弊病。皆是時候未到。妄自用力之故。奉勸世人。萬萬不可用力。然亦非全不用力。但當用力。只有一盞茶時耳。其餘皆不可亂動者也。即如大便未到其時。縱用力亦不得出。而況於人乎。

或問何以知此一盞茶時而用力乎。曰此時自是不同。若小兒果然逼到產門。則渾身骨節疏解。胸前陷下。腰腹重墜。異常大小便一齊俱急。目中金花爆濺。眞其時矣。當於此時臨盆用力一陣。母子分張。何難之有。

或曰。小兒會鑽出之說。到底未敢盡信。不知古人曾言及否。曰古人立言。不過撮其大要。安能事事而悉言之。只要後人能體會耳。觀瓜熟蒂落四字。卽知小兒自會鑽出。觀揠苗助長四字。卽知將試痛認作正生之弊矣。夫哺雞日足。自能啄殼而出。豈有催生之神藥。穩婆之妙手乎。古人謂有遲至三四年而後生者。此是不肯鑽出耳。既自不肯鑽出。

誰能強之。自要鑽出。誰能禦之。

或曰。早一時。斷乎不可動矣。不知遲了一時。可不妨否。曰。不妨。若果當其時。必無不出之理。然或偶有不出者。則是小兒力盡。不能得出。宜令上牀安睡。使小兒在腹中亦安睡歇力。少刻自然生矣。

或曰。儻或兒到產門。而大人睡下。豈不有礙。曰。更好。蓋小兒向下時。而大人坐立。則小兒倒懸矣。豈能久待。今大人睡下。兒亦睡下。有何妨礙。又曰。儻或悶壞奈何。曰。他十箇月不悶。今乃悶乎。

或曰。忍疼過久。或亦不妙。曰。最妙。從不聞婦人私產而難產者。或謂有神護佑。非也。總因胎起於私。怕人知覺。只得極力忍疼。疼到沒奈何時。自脫然而出。其理甚明。有何疑慮。

或曰。不宜用力。已聞教矣。不知先誤用力。已致橫生倒產。有法治之否。曰急令安睡。用大劑加味川芎湯服之。將手足緩緩托入。再睡一夜。自然生矣。又曰托之不入奈何。曰若肯睡。再無托不入之理。若到此時。仍不許他睡。又或動手動腳。亂吃方藥。吾末如之何矣。

或問盤腸生。是何緣故。曰是用力之過。蓋因產母平日氣虛。及到臨時。用力努掙。渾身氣血下注。以致腸隨兒下。一次如此。下次路熟。又復如此。若能等待瓜熟蒂落之時。何得有此怪異。

或問有一痛便生。令人措手不及者。此又何也。曰此乃正理。何足為異。蓋胎氣已足。母子兩分。兒自要出。雖欲留之而不可得。人人皆是如此。皆各有此一時。只要忍耐得住。等待此一時耳。

或曰。穩婆不必用乎。曰既有此輩。亦不能不用。但要我用他。不可他用我。全憑自家作主。不可聽命於彼耳。大約此等人多愚蠢。不明道理。一進門來。不問遲早。不問生熟。便令坐草用力。一定說孩兒頭已在此。或令揉腰擦肚。或手入產門探摸。多致損傷。總以見他功勞。不肯安靜。更有一等狡惡之婦借此居奇射利禍不忍言矣。按吳越之間。謂之穩婆。江淮間。謂之收生婆。徽甯間。謂之接生婆。按收接二字之義。因其年老慣熟。令之接兒落地。收兒上牀耳。原非要他動手動腳也。每見富貴之家。預將穩婆留在家中。及到臨時。稍不快利。前門後戶。接到無數。紛紛攘攘。吵成一片。所謂天下本無事。庸人自擾之。

或問臨時有經驗之藥。亦可用否。曰不用。從前奇方。莫過鼠腎兔腦丸。今時盛行。莫過回生丹。非謂其不效。而不用也。總用不著耳。既不用力。又不動手。又有睡法佐之。他自會生。何消用藥。縱有不順。睡爲上策。

或問服藥有益無損否。曰安得無損。鼠兎二丸。大耗氣而兼損血。回生丹大破血而兼損氣。蓋鼠兎例用香竄之藥。産時百脈解散。氣血虧虛。服此散氣藥。兒已出而香未消。其損多矣。且令毛竅開張。招風入內。禍不可言。回生丹以大黃紅花爲君。其餘亦多消導之品。血已耗而又大破之。多致産後發熱等病。遺患無窮。都只爲産後失調。誰復歸咎於藥。按此數方古今稱爲神靈奇寶者。尚然如此。其他可知。送藥者本是善念。但知其利。不知其害耳。

或問總無可用之藥乎。曰有。只須加味芎歸湯佛手散。二方用之不盡矣。蓋胎時全要血足。血一足。如舟之得水。何患不行。惟恐產母血少。又或胞漿早破。以致乾澀耳。令二方皆大用芎歸。使宿血頓去。新血驟生。藥味易得。隨地皆有。且使身體壯健。產後無病。眞正有益無損。此皆先賢洞明陰陽之理。製此神丹。以利濟天下後世。奈世人貴耳賤目。以爲平常而不用。必求奇怪之藥而後用之。只要奇怪。不論損益。豈不可歎。

或問依此言。世間總無難產者耶。曰偶亦有之。或因母太虛。胎養不足。氣血不完。或母病傷寒之後。熱毒傷胎。又或夫婦同房太多。以致慾火傷胎。平日過食椒薑煎炒熱物。火毒傷胎。以及跌撲損傷。皆致難產。多令胎死腹中。除此之外。無難產者矣。

或又有嚴寒天氣。滴水成冰之候。貧家房中火氣微薄。以致血寒而凍。亦令不出。然此亦因臨盆太早。去衣久坐之故耳。若令擁被安臥。待時而產。豈有此患。

凡生產艱難。或天寒。孩兒生下不哭。或已死者。急用衣物包裹。再用香油紙撚。將臍帶慢慢燒斷。煖氣入腹。漸漸作聲而活。儻或先剪斷臍帶。則死矣。

或問臨產時飲食如何。曰此時心內憂疑。腹中疼痛。甚至精神疲倦。口中失味。全要好飲食調理。但不宜過於肥膩耳。儻不能食。只將雞鴨湯肉湯之類。吹去油。澄清。頻頻飲之。亦能壯助精神。人以食爲命。豈可一日闕乎。

○宜忌

臨産時。宜老成安靜二三人伺候。不必多。一切親族婦女。俱婉言謝卻。勿令入房。夏月更不宜多人在房。熱氣擁盛。能令産母煩躁發暈。其害非小。房中宜輕行輕語。不宜多話。令其得睡爲妙。第一要勸其放心。安靜忍痛歇息。切忌在房中大驚小怪。交頭接耳。咨嗟歎息。皆能令其憂疑擾亂。以致誤事。

房中宜安靜如常。不得當面求神許願。叫天叫地。穩婆只宜一人入房。且令在旁靜坐。勿得混鬧。飲食宜頻頻少與。或雞鴨肚肺等清湯更妙。房中冬設火盆。夏月多貯井水。以收熱氣。仍頻換之。

○試痛

或問試痛何故。曰兒到七八箇月。手足五官全備。已能動彈。或母腹中有火。或起居不時。令兒不安。以此大動而痛。此等十胎而五。不足為奇。只宜照常穩食安眠。一二日自然安靜。或痛之不止。用安胎藥一二服自止。此後近則數日。遠則月餘。甚至再過三四箇月纔產。人多不知。輕易臨盆。終日坐立。

不令睡倒。或抱腰擦肚。或用手拖。或用藥打。生生將兒取出。母則九死一生。兒則十胎九殀。慘不可言。世間難產皆此故也。蓋胎養不足。氣血不全。如剖卵出雛。裂繭出蛹。甯可活乎。只說小兒難養。誰復根究到此。又有受寒及傷食腹痛。不可不知。

或問何以知其試痛。曰只看痛法。一陣緊一陣者。正生也。一陣慢一陣。或乍緊乍慢。皆試痛也。

或問傷食受寒何以辨之。曰傷食者當臍而痛。手按之更痛。或臍傍有些硬處。寒痛多在臍下。綿綿而痛。不增不減。得熱物而稍緩是也。

或曰試痛亦有或未必多。曰甚多。曰何以見之。曰以今之難産者多也。

或問將試痛認作正生。其害如此。倘將正生認作試痛以致過時。不亦有害乎。曰無害。果當其時。小兒自會鑽出。縱或過時。不過落在褲中。生在牀上而已。有何大害而如此諄諄乎。

○驗案

前太僕卿。霍山張公。係華繼室。年輕體壯。孕必八箇月而産。産必數日。百苦而下。生女必過而夭。再孕再産再夭皆同。予謂後當生。宜相聞。明年又八箇月。坐草三日不下。忽憶予言。飛輿相召。中途逢驅卑者云。迎其父母。作永訣計。比至已夜分矣。診之脈未離經人餘發喘穩婆在旁問之曰兒頭已抵產門不得出耳予急令安臥且戒勿擾與安胎藥明晨主人出笑而不言問之曰好了予曰昨言兒頭已抵產門今若何曰不見了大笑而別後此百二十日計十二足月生男謂予爲父今八歲矣始知前此皆生生取出以體壯年輕倖保母命耳

在張宅日邑庠程以學邀至其家有寵人坐草二日而不生亦與安胎藥越十六日生女

太學戴時濟與予比隣契好先是其弟婦一產三男母子俱殞一猶在腹今又娠孕其腹膨脝頗患之比產先令安臥與加味芎歸湯每隔半日而產積

日半。三子俱生。

陳氏妻生九日夜不下。一息尚存。聞余有兔腦丸。踵門求藥。余問之。亦曰頭逼產門不得出。諭令安臥。再來取藥。強而後去。繼與加味芎歸湯。明日生下。母子兩全。按此皆產母用力。逼令橫在腹中耳。豈有人倒懸十日。而尚得生者乎。

昔一婦產。兒手出不得入。穩婆礪刃以須。余見而惻然。急令安臥。與大劑芎歸湯。徐徐托之手入。明早生下。母子皆安。右臂紫黑數月而後消。

達生編上終

達生編下

亟齋居士述

○保胎

保胎以絕慾爲第一義。其次亦宜節慾。蓋慾寡則心清，胎氣甯謐，不特胎安，且易生易育，少病而多壽。

保胎又宜小勞爲妙。試看鄉間農婦、僕婢下人，墮胎甚少，以勞故也。蓋勞則氣血流通，筋骨堅固，胎在腹中，習以爲常，以後雖有些微閃挫，不至壞事。儻安逸不動，則筋骨柔脆，氣血不行，略有閃挫，隨至墮落。然非胎後方勞，正謂平日不宜安逸耳。若平日安逸，及孕後方勞，適足損胎，何筋骨堅强之有耶。夫敬姜百乘之家也。老而猶績。尋常富貴。年少力强。正宜勤事。豈可暇逸以自病乎。

孕已知覺。卽宜用布一幅。六七寸闊。長視人肥瘦。約纏兩道。橫束腰間。直至臨盆之時。纔解去。若是試疼。仍不宜解。此有二妙。胎未長成。得此則腰膂有力。略有閃挫。不致動胎。其一常令腹中窄狹。及到解開。則腹中一寬。轉身容易。此法吾鄉頗有知者。特爲廣之。

有孕後。睡時須要兩邊換睡。不可儘在一邊。要使小兒左右便利。手足慣熟。則產時中道而出。不難矣。

○飲食

保胎藥餌。諸書皆載。不必再陳。但飲食一道。殊未之及。茲略言之。飲食宜淡泊。不宜肥濃。宜輕清。不宜重濁。宜甘平。不宜辛熱。青蔬白飯。亦能養人。即在貧家。頗爲不乏。但富貴之人。平日肥甘厭足。抑令崇儉。勢所不堪。酌乎其中。臚列如左。

宜食諸物　豬肚多用　肺　雞　鴨　鯽魚

淡鯗　海參　白菜　菠薐　筍少用　麻油

腐皮二味多用　蓮子　熟藕　山藥　芡實

諸味總宜潔治。多用清湯。吹去浮油。飲之最佳。俱宜白煮。忌用油煎。此多爲膏粱之人言之耳。若藜藿之腹。正宜得肥甘而潤之。何淡泊之有但六七箇月後腐皮麻油二物最宜多用不妨日日食之麻油解毒腐皮滑胎且清且補貧富皆宜允為上品積食一二百張則先生如達矣或以麻油拌食更妙 但麻油不宜熬熟

忌食諸物 椒 薑 煎炒 野味 異味 豬肝 犬 驢 騾 馬 自死肉 豬血 蠏 脚魚 蝦蟆 鱔魚 勿多飲酒 勿輕服藥

又孕婦禁忌 一切宰殺凶惡之事不宜看 修造與工動土不宜看 龜兔俱不宜看

〇小產

小產者。謂胎已墮下之後。一切調理。並如產後法。便產須知云。小產不可輕視。其將養須過於正產十倍可也

薛立齋先生云。小產重於大產。蓋大產如瓜熟自落。小產如生采。破其皮肉。斷其根蒂也。但人往往輕忽。死者多矣

小產後。數日忽然渾身大熱。面紅眼赤。口大渴欲飲涼水。晝夜不息。此血虛之症。宜用當歸補血湯以補其血。若認作傷寒。而用石膏芩連等寒涼之藥。則必死矣。方見後

〇產後

產後調理諸書論之詳矣。茲不復贅。但取一二緊要及所未言者存之。以備采擇

產後上牀宜高枕靠墊。勿令睡下。膝宜豎起。勿伸直。隨飲熱童便一盞。只令閉目靜養。勿令熟睡。恐倦極熟睡。血氣上壅。因而眩暈。然不宜高聲急叫。以致驚恐。

四壁宜遮風。不問有痛無痛。俱用熱童便和熱酒各半。每次一杯。一日三五次。三日而止。酒亦不宜多。若無大病。只是如此。不必服藥。

產後宜用鐵秤錘。或溪中白石子。燒紅入醋。令醋氣入鼻。以免血暈。且收歛神氣。又能解穢。每日三四

次。亦三日止。
或有惡血衝心。血暈昏悶。不省人事者。用韭菜一把。切碎。放有嘴壺缾內。以熱醋一大碗灌入。密紮口。扶起病人。以壺嘴向鼻。遠遠熏之。

生男生女。夫命所招。蓋百世禋祀。以夫家爲主。與婦人何干。儻或連胎生女。此亦人事之常。不可在傍咨嗟歎息。令其氣苦。會見有不明公姑。愚蠢夫壻。將婦抱怨。每每致病傷生。可笑可恨。凡此只宜寬慰爲主。又有將女溺死者。忍心害理。後嗣不昌。

産後各處風俗不同。或用紅沙糖。或用山查。或用吳茱萸。或用胡椒煎水飲之。總莫妙於熱酒對童便。

或腹痛之甚。用生化湯一服。無不愈者。

產後飲食各處不同。徽俗纔上牀。即與肥雞乾飯。吳俗率與虀粥。甚至有彌月而後茹葷者。皆不通可笑。蓋徽俗終年食粥。產後胃弱。驟與雞飯。殊不相宜。然其患猶小。吳中終年食飯。至產後腸胃空虛。正宜滋味調養。以生氣血。轉令食虀食粥。習俗移人。牢不可破。說亦不信。予意必有以此傷生者。習焉而不察耳。及至虛弱。發熱咳嗽。此大虛也。血脫益氣。急宜大劑參芪驟補。猶可挽回。御又謂之產勞。且與滋陰降火。以至於死而不悟。良可歎也。

或問必如何調理而後可。曰粥時吃粥。飯時吃飯。三日內只用雞湯吹油澄清飲之。未可食雞。十日內。不可食豬肉。一月內不可食豬油。以其壅塞經絡令血氣不通耳。其餘有何忌乎。

或問食物必要去油取其清耶。曰然。不但要清。且更要淡。蓋清淡之味本乎天。能生精神。濁則否矣。或曰何以驗之。曰產婦宜飲淡酒。宜食淡味。若飲醇酒食鹹味。皆令燒乾無乳。此清濁之驗也。但不得如吳俗食虀粥矯枉過直耳。

○胎死腹中。

死胎只宜佛手散。服之自下。或不下。再用平胃散一服加朴硝二三錢。能令化下。極易耳。古人立法。各

有精義且經屢驗不吾欺也勿用奇方怪藥以傷母命

或問何以知其胎死曰面赤舌青母活子死面青舌赤子活母亡面舌俱青子母俱死况死胎墜脹瘀痛亦與常產不同

○胞衣不下

或問胞衣不下何故曰總是臨盆早之故當產之時骨節開張壯者數日而合怯者彌月方合今不待其開而強出之故胎出而骨眼隨閉以致胞出不及耳

又曰聞此乃極惡之症可以損命有諸曰不妨不必

服藥○亦不必驚慌○若胞衣不出○急用粗麻線將臍帶繫住○又將臍帶雙折再繫一道以微物墜住再將臍帶剪斷○過三五日自痿縮乾小而下○累用有驗○只要與產母說知放心不必驚恐○不可聽穩婆妄用手取多有因此而傷生者慎之慎之○

○乳少

乳少者○血虛之故○如產母去血過多○又或胎前有病○以及貧儉之家○僕婢下人產後失於調養○血脈枯槁○或年至四十○血氣漸衰○皆能無乳○但服通脈湯○自有乳○若亂用川山甲王不留行等物○往往不效○即或勉强打通○乳汁清薄○令兒不壽○且損傷氣血○

產後多病不久便乾、反爲不美。

○格言

大全方曰。婦人懷孕。有七八箇月生者。有一年二年。乃至四年而後生者。不可不知。

楊子建十產論。可謂詳悉之極、予之所論多本於此、但惜稍冗、匆猝視之。安能得其要乎。謹錄傷胎一篇。亦足以盡之矣。

今有未產一月以前。忽然臍腹疼痛。有如欲產。仍卻無事。是名試月、非正產也。但未有正產之候。切不可令人抱腰。產母亦不可妄亂用力。蓋兒身未順。收生之婦。卻教產母虛亂用力。兒身纔方轉動。

仰被產母用力一逼，使兒錯路，或橫或倒，不能正生，皆緣產母用力未當之所致。凡產母用力，須待兒子順身，臨逼門戶，方始用力一送，令兒下生，此方是產母之用力當也。若未有正產之候而用力，傷早并妄服藥餌，令兒下生，譬如揠苗助長，無益而有害矣。此名傷產。

薛院使云：欲產之時，覺腹內轉動，即當正身仰睡，待兒轉身向下，時時作痛，試捏產母手中指節或本節跳動，方與臨盆，即產矣。

大旨云：大凡生產，自有時候，未見時候，切不可强服催生藥。

又云。切不可坐草。及令穩婆亂動手。

朱丹溪先生云。催生只用佛手散。最穩當。又效捷。

又云。產後以大補氣血爲主。雖有他症。以末治之

○方藥

加味芎歸湯　百試百驗。萬叫萬靈。眞神方也。

當歸一兩　川芎七錢　龜板手大一片醋炙研末　婦人頭髮如雞蛋大瓦上焙存性　水二碗煎一碗服如人行五里即生。死胎亦下。

薛云。交骨不開者。陰氣虛也。用此方如神。

又云。上舍某之妻。產門不開。兩日未生。服此方一劑。即時而產。上舍傳此方。用之無不效驗。

佛手散　治六七箇月後因事跌磕傷胎或子死腹中疼痛不已口噤昏悶或心腹飽滿血上衝心者服之生胎即安死胎即下又治横生倒產及產後腹疼發熱頭疼逐敗血生新血能除諸疾

當歸五錢　川芎三錢　水七分酒三分同煎七分如横生倒產子死腹中者加黑馬料豆一合炒焦乘熱淬入水中加童便一半煎服少刻再服

平胃散加朴硝方　治胎死腹中

蒼术米泔炒　厚朴薑汁炒　陳皮各二錢　甘草炙五分　酒水各一鍾煎耗其半投朴硝末三錢再煎三五沸去渣温服其胎即化為穢水出矣若倉卒間取藥未便

只用朴硝三錢以温童便調下。亦效。　凡猫犬胎死腹中。不能下而叫號者。亦以此灌之。立效。一方用水煎

保產神效方　未產能安。臨產能催。偶傷胎氣。腰疼腹痛。甚至見紅不止。勢欲小產。危急之際。一服即愈。再服全安。臨產時交骨不開。橫生逆下。或子死腹中。命在垂危。服之奇效。

全當歸酒洗一錢五分　川芎一錢三分　厚朴薑汁炒七分　菟絲子酒泡一錢五分　川貝去心淨一錢研好方和入　枳殼麩皮炒六分　羗活六分　荊芥穗八分　黃芪蜜炙八分　蘄艾醋炒五分　甘草炙五分　白芍酒炒一錢二分冬用一錢。生薑二片。水二鍾煎八分。渣水一鍾煎六分。產前空心預服二劑。臨產隨時熱服。此乃仙授

奇方。慎勿以庸醫加減其分兩。

達生湯　懷孕九月後服。服多尤妙。

全當歸（酒浸一錢五分）川芎（六分）益母草（不犯鐵器一錢）車前子（炒研五分）冬葵子（炒研一錢）白朮（米泔浸炒一錢）大腹皮（滚水洗數次四分）牛膝（酒浸一宿六分）枳殼（麩皮炒五分）甘草（炙三分）廣木香（忌火研末俟諸藥煎熟時和入三分）生薑一片。水二鍾。煎八分。食後溫服。

如腹痛。加白芷 沈香（各五分）同煎服。

生化湯　治產後兒枕痛及惡露不行腹疼等症。

全當歸（酒洗八錢）川芎（三錢）薑炭（五分夏合四分）甘草（炙五分）桃仁（十粒去皮尖研碎）。孕將臨月。照方預備二劑。俟腹一痛。即用水二鍾。先煎一劑。渣另貯。再煎一劑。其渣同前渣併煎。其汁三鍾。和一處臙頓。熱加黃酒六七匙。於產後未進飲食之前。即行服下。逐瘀生新。永免產症。或三兩日內。精神倦疲。或腹中作痛。再連服二三劑即愈。更治產後一切危症。無不立安。

此方與達生湯。均係張孟深先生產婦救苦良方。不論大小產皆可用。奇效。

產後諸症。總以生化湯為君。餘則不過隨症加減而已。若惡露已行。腹痛已止。減去桃仁。再多服數劑不妨。如口渴。加麥冬五味。寒痛。加肉桂砂仁。傷肉食。加山查。傷飯食。加麥芽。傷果品。加麵裹煨熟草果數分。食傷酸梅。加吳茱萸三五分。傷菱肉。加生龜板。傷梨及西瓜。

加芍桂之類。

安胎方

黃芪蜜炙 杜仲薑汁炒 茯苓各錢 一 黃芩一錢五分 白朮生用五分

阿膠珠一錢 甘草三分 續斷八分 一 胸中脹滿。加紫蘇陳皮各八分。下紅。加艾葉地榆各錢。一 阿膠多用 引用糯米百粒。酒一杯。水二杯。煎服。腹痛。用急火煎。

安胎銀苧酒 治孕娠胎動欲墮。腹痛不可忍。及胎漏下血。

苧根二兩 紋銀五兩 黃酒一碗 一 如無苧之處。用茅草根五兩加水煎之。

紫酒 治孕娠腰痛酸軟。

黑料豆二合炒焦。白酒一大碗。煎至七分。空心服。

當歸補血湯　大補陰血。併退血症。發熱如神。

黄芪一兩蜜炙　當歸三錢　水二碗煎一碗。一服立愈。分兩不可加減。

華陀愈風散　治婦人產後中風。口噤。手足抽掣。及角弓反張。或產後血暈。不省人事。四肢強直。或心頭倒築。吐瀉欲死。

荊芥穗除梗不用焙乾研末　每服三錢。童便調服。口噤則挑牙灌之。齒噤則不研末。只將荊芥以童便煎。放微溫。灌入鼻中。其效如神。

通脈湯　治乳少或無乳。

黄芪生用一兩 當歸五錢 白芷五錢 七孔豬蹄一對。煮湯吹去浮油。煎藥一大碗服之。覆面睡。即有乳。或未通。再一服無不通矣。 新產無乳者。不用豬蹄。只用水一半酒一半煎服。體壯者加好紅花三五分。以消惡露。

又附方

女寶丹 調經種子如神。又能安胎保孕。

當歸六兩酒洗 生地六兩酒洗 白芍藥二兩酒炒 川芎三兩酒炒 天生白朮六兩土炒 條芩四兩酒炒 陳皮三兩炒 香附四兩童便鹽水酒醋四製 阿膠三兩酒溶化窑內 砂仁三兩炒 已上如法製度為末。月將益母草二斤半煎膏。和煉蜜及阿膠為丸。丸加桐子大。每服五錢。空心白湯送下。月事後期來者去條芩。加薑炭一兩。蘄艾二兩。肥者加製半夏三兩白茯苓四兩。有白帶者。再加白薇四兩。氣虛甚者。加人參三兩。茯苓四兩山藥四兩如安胎用白蜜丸。不用益母膏。如腰痛。加山藥杜仲各三兩。

所以載丸　治屢次小產。極爲神效。

黨參八兩酒洗　川杜仲四兩　桑寄生六兩　天生白朮八兩

上雲茯苓六兩

用南棗一斤。煮去皮核。濃汁和前藥末爲丸。早晚每服三四錢。開水送下。

達生編下終

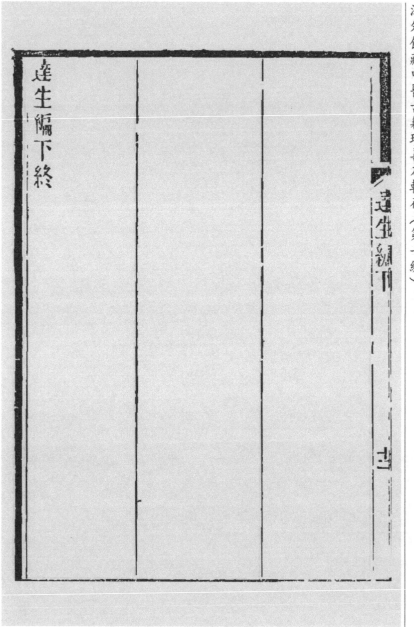

產寶序

人之所以生氣血而已血之所以生氣而已氣火也血水也貯水於釜厝火而烹之其蒸蒸然浮動者水也其所以然者非水也氣也火之用也故治血必先理氣氣行血行氣滯血滯行則生滯則死見血之滯而攻之使下是猶見水之滯而激之使行也今之業產科者操此術以殺人蓋不知其幾矣嘉慶癸酉余室人衛氏產後患瘀滯醫曰是非逐以莪朮荊三棱不可一劑而神昏譫語則云藥輕不勝病益以大劑而氣上逆暴脫矣余是時初未知醫以爲證故不治但有悼痛厥後稍稍習岐黃家言得浦江倪氏所著

產寶讀之遇戚鄗中有患此者照是書於生化湯中加生芪一二兩恆獲十全他證按方取治靡不愈然後知前此為醫所誤凡莪朮荆三棱之屬破血而因以蝕氣氣蝕則血無以生雖神奇亦化為臭腐而生化湯於行血中理氣增以生芪氣壯而血以行以生故能奏效若此也余既悼逝者之不可復作閔醫之庸頑承乏之平度聽斷之暇因取是書略加刪潤鏤板傳布俾業產科者有所據依毋徒以破血蝕氣之藥殺人也嗟乎是豈獨產後然哉四明高鼓峰論治血證以固元湯先回其氣湯中重用參芪而今世麤工惟知用寒涼直折重遏其心肺之陽馴致生生之氣

絕而不可復救豈不悲哉坿著弁言爲世之治血而不知理氣者告焉倪氏名枝維字佩玉號鳳賓雍正六年成是書向無刊本余友趙文學魏寄眎寫本弆之篋衍二十五年矣生平所見治產諸書未有出此上者洵可寶也道光壬寅春仲海昌許槤序於平度州署之行吾素齋

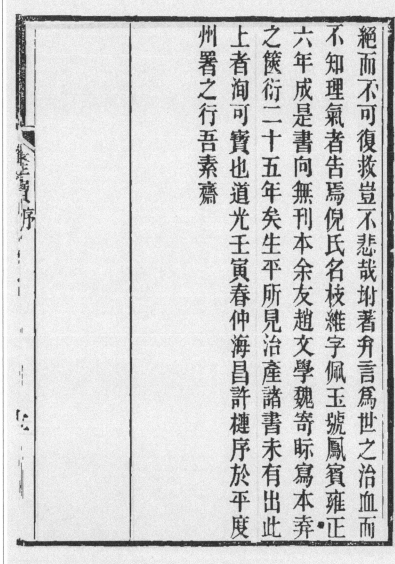

產寶目錄

生化湯量加法
養正通幽湯
類中風
滋榮活絡湯
類瘧
人參養胃湯
參朮膏
妄言妄見
生化安神湯
生化補元湯
氣短
生化益氣湯
發喘
咳嗽

自汗
調胃參芪湯
盜汗
牡蠣散
大便不通
小便不通
益氣生脈湯
嘔吐不納穀
安胃行血湯
加減六和湯
補中調胃湯
傷食

膨脹
養生化滞湯

泄瀉
訶皮生化湯
参苓生化湯
加味生化湯

痢疾
香連生化湯

煩悶

產後調護法

產寶　　保赤彙編七

浦江倪枝維原本
海昌許　槤訂正

產後總論

凡病皆起於氣血之衰。脾胃之弱。而產後為尤甚。是以丹溪論產。必當大補氣血為先。雖有他症。以末治之。此言已盡醫產大旨。若能擴充立方。則治產思過半矣。夫產後症變百出。不可以常病之藥一概論治。如有氣。勿專疏散。有食。勿專消導。熱不可妄用芩連。寒不可多用桂附。至若虛中外感。見三陽表症之多。似可汗也。在產後而用麻黃。則重竭其陽。見三陰裏症之多。似可下也。在產後而用承氣。則重亡其陰耳。龔脇痛。乃腎虛惡露之停。休用柴胡。讝語汗出。乃元弱似邪之症。毋同胃實。厥由陽氣之衰。難分寒熱。非大補不能回陽而起。弱痙由陰血之虧。毋論剛柔。非滋榮不能舒筋而活絡。又如乍寒乍熱。發作有期。症類瘧也。若以瘧治。遷延難愈。神不守舍。言語無倫。病似邪也。若同邪論。危殆可虞。去血多而大便燥結。蓯蓉加於生化。非潤腸承氣之能通。患汗多而小便短澀。生脈倍用參芪。必生津助液之可利。加參生化頻服。救產後之危。六和調胃並行。甦絕穀之厄。頹產脫肛。多是氣虛下陷。宜補中益氣之方。牟擧口噤。乃是血燥類風。當加參生化之劑。產戶入風而痛甚。宜服羌活養榮湯。玉門傷冷而不閉。洗用茱硫合蛇菟（吳茱萸硫黃蛇牀子菟絲子各五錢煎湯熏洗）。怔忡驚悸。生化加以遠志。似邪恍惚安神。佐以歸脾。因氣而滿悶虛煩。生化加木香爲佐。因食而噯酸惡食。六君加神麯爲良。蘇木稜蓬最能破血。用之必殆。青皮枳實。大能耗氣。服之非宜。凡一應破血耗氣之品。汗吐宣下之劑。只可施於少壯。豈宜用於產危。大抵生產之後。先問惡露如何。塊痛未除。不可遽加參朮。腹中痛止。補中益氣爲良。至若亡陽脫汗。氣虛喘促。頻灌生化加參。是從權也。亡陰大熱。血崩昏厥。速煎生化原方。乃救急也。凡此治

法。先爲提綱。庶使開卷了然。不至茫無頭緒。則未必
無小補云。

生化湯

川芎一錢二分 當歸五錢 乾薑炙黑五分 甘草炙三分 桃仁去皮尖研十一粒

右藥。用水一盞。陳酒半盞。煎作一盞。稍熱服。

生化者。因藥性功用而立名也。夫産後宿血當消。新血當生。若專消則新血不生。專生則宿血反滯。考諸藥性。川芎當歸桃仁三品。善治宿血。專生新血。佐以黑薑。甘草。引三品入於肝脾。生血理氣。莫善於此。所謂行中有補。化中有生。實産後聖藥也。凡懷孕至八

九月預備二三劑至胞衣破時速煎一劑候兒分身即速服之不問正產半產雖少壯產婦平安無恙者亦宜服二三劑則惡自消而新自生第須初產一二時辰之內未進飲食之先相繼煎服以惡露在下焦故服多而頻使惡易化而新易生庶免血暈之患若胎前素弱及產後勞倦又當多服二劑以防昏倦若照常每日一服豈能救將危絕之氣血乎至虛人見危症及熱疾墮胎或勞甚身熱頭痛服藥四五劑雖覺稍安塊痛未除仍當服之

胞衣不下

有由產母纔送兒出無力送衣者有歷時既久或乘

冷氣。則血道凝澀而衣不下者。有胎前素弱。至血枯而衣停者。凡此當急進生化湯一二劑。兼服益母膏。次服鹿角灰。則血旺腹和而衣自下。世每以濟坤丹又名回生丹專攻血塊。落胞胎。雖見速效。而其元氣未免受傷。慎之慎之。製益母膏法。端午後小暑前取鮮益母草。用銅鍋熬膏。儲甕缾內。勿令泄氣。臨用以生化湯調服神效。

凡兒下而衣不下。產婦不可睡倒。必須先斷臍帶。用草鞋墜之。如寒月。扶產婦至牀。倚人坐。蓋被。以火籠置被中。再以綿衣烘熱。替換煖腹。胞下後。防虛必須連服生化湯二三劑。不可厭藥之頻。自有大效。

塊痛

產後腹有血塊是胎前餘血之所積也夫婦人以經脈爲主二七而天癸至三旬一見以象月盈則虧行之有常名之曰經有孕則經不行其餘血注於胞中以護元一月曰始胚二月曰始膏三月成形而名胎方受母血之蔭胎形尚小食母血故有留餘併前兩月之血積於胞中久而成塊至產時隨兒當下亦有因產婦送兒勞倦調護欠溫以致塊痛不散者愼勿輕用攻血峻藥宜飲薑艾酒多服生化湯加以熱衣煖腹自然漸散俗師有用紅花生地以行之蘇木牛膝以攻之鮮有不至危亡者

小腹有塊作痛名曰兒枕世多專先消散然後議補

或消補兼施。更爲夾雜。殊不知舊血須當消化。新血尤當滋生。若專主攻舊。新亦不能生矣。產後血氣暴虛。理當大補。當惡露未淨。用補須知無滯血。攻塊不致損元氣。行中兼補。方是萬全。世以四物湯理產。誤人多矣。地黃性寒。滯血。芍藥酸寒。伐肝。治產者察之。

產後七日內。未曾服生化湯。塊痛未除。仍以生化湯治之。

若月產後。內服生化湯。以除塊痛。外用熱衣煖腹。方能消惡止痛。若失於蓋煖。亦難取效。

產後一二日內。塊痛未止。忽脫暈汗多而厥。口氣漸冷。即於生化湯中。加用人參黃芪以扶危急。日夜頻服三四劑。必效。

産後七日內因食冷物。血塊凝結。痛甚。宜於生化湯內加肉桂五七分。

産後三四日內服生化湯三四劑。塊痛未減。得按揉而稍安者。虛也。可加參二三錢。

産後三日內。血塊痛。人參當緩。如遇危症。從權加參救急可也。病勢一轉。則當減參。只服本方。自能取效。

血崩血暈

血崩宜審血色之紅紫。形色之虛實。如血紫有塊。宜去其敗血。若留之反作痛。不可以崩論。如鮮紅之血大來乃是心因驚傷不能生血肝因怒傷不能藏血脾因勞傷不能統血當以崩治之宜於生化湯中加荆芥穗五分連服幾劑則行中有補而血安矣若形脫氣促或有汗暈厥牙關緊閉昏亂將絕先用韭菜數十莖細切放酒壺內以滚醋一碗泡入將大口塞住以小口對鼻孔熏之速煎生化奪命湯灌救如氣欲絕藥不能入即將鵞毛管插口內用酒杯盛三四分灌之如灌下腹漸溫煖連服數劑可活再用綿衣烘熱替換揉腹方無他患如産後半月崩來又宜滋榮益氣湯以升舉之世醫治崩每以椶灰止之此治末之法即有偶效禍不旋踵慎之

生化奪命湯

川芎二錢 當歸四錢 乾薑炙黑五分 甘草炙三分

桃仁十一粒去皮尖研 肉桂三分服二劑去此味

右藥加黑棗一枚。用水一盞半。煎七分。稍熱服。汗多加人參二錢。生黃芪二錢。兩手脈伏。或右手脈絶。加麥冬一錢。五味子十粒。如灌藥得甦。其塊痛未除。當減去參芪。只服生化湯。除塊定痛。若塊痛已除。仍加參芪。口渴加麥冬。腹瀉加茯苓。有痰加竹瀝一匙。薑汁半匙。若胃中久不納食。聞藥氣即嘔。先用人參一二錢。煎湯。調飯鍋焦末服之。以通胃氣。此等危症。一日內須服二三劑。方保無虞。

滋榮益氣湯

川芎一錢 當歸二錢 人參二錢 黃芪生用二錢

生地二錢 於朮二錢 麥冬一錢 陳皮五分

升麻四分 防風三分 白芷四分 甘草炙四分

荊芥穗四分

右藥加黑棗一枚。用水一盞半。煎七分。稍熱服。

汗多。加麻黃根五分。浮小麥一撮。大便不通加肉蓯蓉二錢。氣不舒展。加木香一錢。有痰。加竹瀝一匙。薑汁半匙。咳嗽。加苦杏仁二錢。驚悸。加炒酸棗仁一錢。柏子仁一錢。傷食。加神麯一錢。炒麥芽一錢。傷肉食。加炒山查一錢。砂仁八分。

眼黑頭眩昏迷不省人事即是血暈其因有三一因勞倦甚而氣竭神昏二因血大脫而氣欲絕三因痰火乘虛泛上而神不清患此三者急服生化湯以行塊定痛化舊生新斯血遂生而氣轉清頻服數劑治其昏亂氣血即定矣外用前韭醋熏鼻之法治之切勿認爲惡血上沖昏迷心竅以致輕用散血之劑亦勿認爲痰火而用消耗之品庶無貽患

血暈形色俱脫服生化奪命湯倍加人參萬勿疑爲太補以致遷延不救如痰火乘虛泛上而暈於生化湯中加橘紅四分甚虛亦加人參二錢肥人多痰加竹瀝一匙薑汁半匙

暈症切勿用蘇木破血等藥。若血塊痛甚。以生化湯調益母膏。或送鹿角灰。或送延胡索散。俱效。

延胡索散

延胡索一錢　肉桂六分

右藥。用生化湯調服。

兒已產下。燒鐵稱錘令紅。投醋盆中。使產婦聞醋氣。可免血暈之患。

手足厥冷

產時用力過多。勞倦傷脾。孤臟不能自主。故手足逆冷。而厥氣上行。經云。陽氣衰於下。則爲寒厥。是也。非大補不能回陽。豈是芎歸數錢。照常一日一服。而能扶將絕之氣血耶。必於生化湯中。倍加人參。晝夜服二三劑。使藥氣接續不斷。則氣血旺而精神復。厥症自止矣。若服藥而口渴。另用生脈散以代茶。助津以救臟燥也。或四肢逆冷。瀉痢有類傷寒陰症。仍服生化湯。倍加人參。酌加附子四五分。生黃芪二錢。則可回陽止逆。經云。厥氣上行。滿脈去形。謂逆氣上行。滿於經絡。則神氣漸散矣。大抵手足厥冷。由於氣血竝竭。神將離而機欲息。僅此呼吸一綫之留。設非大劑參芪。斷難倚仗。此數十年經驗之論。非敢憑虛臆造以誤人也。

生脈散

人參一錢　麥冬一錢　五味子十粒

右藥用水七分盞。煎四分。熱服。

類傷寒

產後發熱惡寒頭痛。勿認爲太陽症。寒熱往來。胸滿脇痛。勿認爲少陽症。凡此皆因氣血兩虛。陰陽不和。有類外感。而實非外感也。即或偶冒風寒。亦當以末治之。夫以脫血之後。而有發熱惡寒頭疼脇痛等症。設投以散劑。重發其汗。則病未消而元氣已消。其害可勝言哉。仲景云。亡血家愼勿發汗。丹溪云。產後萬不可表。斯言盡之矣。況生化湯有芎薑二味。亦寓發散之義。就本方照後量加之法。速服數劑。諸症自除。

生化湯量加法

感冒風寒。加防風四分。不應。加連鬚葱頭兩箇。嘔吐。加藿香三分。生薑二錢。汗多氣短。加人參二錢。汗出微喘。亦加人參二錢。煩渴。加麥冬一錢。五味子十粒。有痰。加橘紅四分。傷食。加神麯一錢。傷肉食。加山查一錢。砂仁末六分。

潮熱自汗譫語便閉。勿認爲陽明症。口燥舌乾咽痛。勿認爲少陰症。夫産後潮熱自汗譫語。悉屬陽虛。與陽明症之熱邪入腑。迥異。口燥舌乾咽痛。多由血竭。與少陰症之熱邪爍腎。懸殊。至於便閉。竝非熱邪結聚。胃中致有燥屎。豈可妄議攻下。蓋産後勞倦傷脾

運化爲難兼之精液內竭十九患此竝宜服養正通幽湯以潤之保無他患

養正通幽湯

川芎二錢 當歸六錢 甘草炙五分 人參一錢

黃芪生二錢 陳皮一錢 桃仁去皮尖研十一粒 黑芝麻炒研二錢

肉蓯蓉酒洗一錢

右藥用水二盞煎七分稍熱服

汗多加麻黃根五分口燥加麥冬一錢腹滿咽乾便結加枳殼六分汗多譫語便實加茯神二錢炒酸棗仁一錢柏子仁一錢生白朮二錢

類中風

氣血暴竭肢體無以濡養忽然牙關緊閉筋脈拘攣兩手搐搦有類中風或虛火上泛有痰切勿誤用治風消痰之劑以重其虛當以滋榮活絡湯治之

滋榮活絡湯

川芎二錢 當歸三錢 甘草炙五分 人參一錢

黃芪生二錢 麥冬一錢 茯苓二錢 天麻一錢

荊芥四分 防風五分 橘紅五分

右藥用水二盞煎七分稍熱服

汗多加麻黃根五分驚悸加炒酸棗仁二錢大便不通加肉蓯蓉二錢有痰加薑製半夏一錢竹瀝一匙薑汁半匙傷食加神麴一錢

類瘧

產後半月內外。寒熱往來。其發有期。有類瘧症。此由氣血兩竭。陽虛寒作。而陰虛發熱也。惟調其氣。補其血。則寒熱自除。慎勿用柴胡以發表。芩連梔柏以退熱。多致危殆不救。當以人參養胃湯參朮膏日夜間服。

人參養胃湯

人參一錢　黃芪生二錢　白朮生二錢　當歸二錢

半夏薑製一錢　青皮四分　茯苓一錢五分　藿香五分

烏梅一枚

右藥用水一盞半。煎七分。熱服。

參朮膏

人參五錢　白朮一兩　生入

右藥用沙鍋盛水煎三次取汁熬膏每日早晚以

一小鍾開水調服

妄言妄見

心藏神肝藏魂心有血而神存肝得血而能視產後

氣血暴虛神魂無所依倚以致言語無倫而目多妄

見蔼弗認爲鬼邪信用符水往往不救如塊痛未除

先服安神湯塊痛已除急須服補元湯以培養氣血

自獲全效此一定法也

生化安神湯

川芎二錢　當歸四錢　乾薑炙黑五分　甘草炙三分
茯神二錢　棗仁炒一錢　桃仁去皮尖研十一粒
右藥。加黑棗二枚。用水二盞。煎七分。熱服。

生化補元湯

川芎一錢　當歸三錢　乾薑炙黑四分　甘草炙四分
人參二錢　黃芪生二錢　於朮生二錢　茯神二錢
棗仁炒一錢　橘紅三分　桃仁去皮尖研七粒
右藥。加蓮子十粒。黑棗二枚。用水二盞。煎七分。食遠。熱服。
汗多。加麻黃根五分。有痰。加竹瀝一匙。薑汁半匙。
大便不通。加肉蓯蓉二錢。

氣短

似喘非喘。氣不相續。有兼痰兼熱之分。亦或頭痛發熱惡寒。有似外感。切勿作外感治。以生化益氣湯主之。

生化益氣湯

川芎一錢 當歸二錢 乾薑炙黑三分 人參二錢 黃芪生二錢 棗仁炒二錢 甘草炙四分 麻黃根五分 桃仁去皮尖研九粒 浮小麥二錢

右藥用水一盞半。煎七分。熱服。有痰。加竹瀝一匙。薑汁半匙。咳嗽。加苦杏仁十一粒。薑製半夏八分。口渴。加麥冬一錢。五味子七粒。

發喘

發喘乃產後第一危症。蓋肺受脾稟。此時血亡氣脫。肺不能運氣生脉以順呼吸。而喘作矣。若不速治。多致不救。如氣血猶未大竭。塊痛未除。補劑稍緩。先服生化湯一二劑。以行塊定痛。然後加參。若血崩喘甚。形色大脫。則危極矣。難論塊痛。宜從權於生化湯內加人參四錢。以救危急。須於一二時辰之內。連進二劑。俟其稍定。卽服生化益氣湯。除去黑薑麻黃根二味。間有得生者。

生化益氣湯 方見前

咳嗽

產後七日內。偶感風寒。鼻塞咳嗽聲重者。於生化湯中。加杏仁。蘇子。陳皮。以順氣化痰。切勿發表兼忌涼藥。

自汗

經云。搖體勞苦。汗出於脾。驚而奪精。汗出於心。有所恐懼。汗出於肝。產後因勞傷脾。因驚傷心。因恐傷肝。每多心慌自汗之症。惟塊痛未除。參朮未可遽用。於生化湯中。加炒棗仁二錢。設心慌無主。濈濈汗出。形色又脫。此是汗多亡陽。又當從權。於生化湯中。倍用人參。以救危急。服後汗仍不止。以調胃參芪湯治之。冀可活十之四五。

調胃參芪湯

人參三錢　黄芪生二錢　當歸二錢　桂枝四分

防風三分　麻黄根五分

右藥。加黑棗一枚。用水一盞半。煎七分。食遠熱服。口渴。加麥冬一錢五分。五味子九粒。有痰。加橘紅四分。虚脱手足冷。加熟附子五分。黑薑四分。牡蠣一錢。

盗汗

睡中汗出。覺則止。此爲盗汗。屬陰虚。然不可偏用陰藥。宜兼服參芪。俾氣旺則能生陰。效如影響。生化湯調牡蠣散服。

牡蠣散

牡蠣煅二錢　人參二錢　黃芪生二錢　當歸三錢

熟地三錢　麻黃根一錢　小麥麩皮炒黃二錢

右藥。研末和勻。每服三錢。

大便不通

產後血少腸燥。傳化爲難。大便恒多祕結。經云。臟得血而能液。當補血爲主。加以益氣之品。服養正通幽湯。數劑而安。設妄用下利峻藥。愈通愈祕。卒至不救。愼之。

養正通幽湯方見傷寒類

小便不通

産後脾胃氣虚。不能通調水道。下輸膀胱。往往小便短澀。切忌分利。當補以提之。益氣生脈湯極驗。

益氣生脈湯

人参二錢　黄芪生二錢　五味子九粒　麥冬二錢

當歸三錢　茯苓一錢　升麻四分　葛根一錢

甘草炙四分

右藥用水一盞半。煎七分。熱服。

嘔吐不納穀

嘔者。聲與物俱出。吐者。有物無聲。此由脾胃虚弱。或寒氣所客。或飲食所傷。以致氣逆而食不得下。在七日內。塊痛未除。宜服安胃行血湯。塊痛已除而嘔不止。穀氣不納，服加減六和湯。服前二方。胃和嘔止。服補中調胃湯。惟嘔吐而見呃逆者。是謂土敗木賊。大率難治。

安胃行血湯

川芎二錢　當歸四錢　乾薑炙黑五分　人參一錢

砂仁四分　藿香四分　桃仁去皮尖研十四粒　甘草炙三分

加減六和湯

川芎一錢五分　當歸三錢　乾薑炙黑四分　人參一錢

茯苓二錢　陳皮五分　扁豆炒二錢　山藥炒三錢

藿香三分　白豆蔻四分嘔止減去

補中調胃湯

人參二錢 於朮生二錢 當歸二錢 乾薑炙黑四分

陳皮八分 茯苓一錢 扁豆炒二錢 山藥炒二錢

甘草炙四分

傷食

傷食。必於補氣血藥中。審所傷何物。以消導藥佐之。如傷穀食。宜神麯。穀芽。傷肉食。宜麥芽。山查。傷果食。腹內痛甚。宜吳茱萸。砂仁。世醫每遇此症。專消無補。反傷胃氣。不應。又誤認爲原傷食物未消。倍加寬胸。耗氣之品。甚至絕穀數日。以垂危者。此際已無藥可用。惟煎獨參湯二三錢。調飯鍋焦末。漸漸與之。或可十救四五。

膨脹

產婦素弱。臨產又勞。中氣不足。胸膈窒滯。胃雖納穀。傳化艱難。醫者誤認傷食。而擅用消導之劑。或因氣鬱而專事疎散。或因大便秘結而妄議攻下。此膨脹所由來也。治法當大補氣血爲主。所謂塞因塞用。其效甚捷。先服獨參湯。調飯鍋焦末。以通胃氣。次服養生化滯湯。則脾運而脹消矣。

養生化滯湯

川芎二錢　當歸三錢　人參一錢　於朮生二錢

陳皮八分　香附製八分　茯苓二錢　甘草炙三分

大腹皮四錢　桃仁去皮尖研十一粒

右藥。用水一盞半。加黃酒一小鍾。煎七分。熱服。大便秘結。加肉蓯蓉二錢。誤服大黃。加生黃芪四錢。倍用人參。脹甚。人參可加至四五錢。丹溪先生治產後膨脹。參芪服至半斤。已上大便方通。腫脹方退。

泄瀉

產後泄瀉。悉屬脾虛。亦有因寒因食之殊。惟熱瀉甚少。治法與雜症諸瀉不同。誠以惡露未消。難以遽補。元氣暴竭。難以議消。太溫恐新血流崩。太寒慮血凝變症。大抵產後患此。先宜服生化湯加茯苓一錢五分。俟二三劑後。塊痛已除。方能補脾消食。溫中。隨症施治。產畢即瀉。服訶皮生化湯。胎前久瀉。至產後不止。服參苓生化湯。從權以濟其危。塊痛已除。服加味生化湯。因寒因食。分別調治。惟審係實在熱瀉。去黑薑肉果二味。切勿加以涼藥。免致血寒。貽患不可不慎。

訶皮生化湯

川芎二錢　當歸三錢　訶子皮八分　乾薑五分炙黑

茯苓一錢五分　肉果霜五分　蓮子十粒　桃仁十四粒去皮尖研

甘草五分炙

兩服後不止。加人參一錢五分。口渴。加麥冬一錢。

五味子九粒。人參一錢。

參苓生化湯

川芎二錢　當歸三錢　訶子皮八分　人參一錢

乾薑炙黑五分　肉果霜五分　茯苓一錢五分　山藥炒二錢

甘草炙五分　蓮子九粒　糯米炒黄三錢

塊痛未除。去肉果。塊痛已除。加生於朮二錢。陳皮三分。

加味生化湯

川芎一錢五分　當歸炒二錢　乾薑炙黑四分　人參二錢

於朮生二錢　茯苓一錢五分　陳皮五分　澤瀉八分

肉果霜五分　甘草炙五分　蓮子九粒

因寒作瀉。倍用黑薑。腹痛泄水。飲食不化。加砂仁八分。炒山查三錢。炒麥芽二錢。久瀉不止。加升麻一錢。

痢疾

七日內外。患赤白痢。後重便膿。最爲難治。夫痢以通利爲主。然產後而欲推蕩穢邪。慮元氣之虛弱。欲滋補氣血。恐積滯之留連。余於此症。斟酌數四。只有服生化湯。去黑薑。加木香四分。方能並行不悖。服二三劑不應。接服香連生化湯。應手可愈。惟產婦體氣素厚。已及一月。可用推蕩之法。若體氣素弱。雖產月餘。難議攻下。如檳榔枳實厚樸大黃之屬。用之產後。鮮有不成敗症者。可不謹歟。

香連生化湯

川芎一錢五分 當歸三錢 赤芍酒炒一錢 茯苓一錢

木香三分 黃連薑汁炒四分 甘草炙四分 枳殼五分

陳皮三分

右藥。用水一盞。煎五分。空心服。

煩悶

煩爲虛煩。悶爲滿悶。虛煩者。血液耗散。心神不守。宜猛進獨參湯。滿悶者。胸膈鬱滯。惡露攻心。宜生化湯。用水磨木香二分沖服。虛甚加參。此二症。設誤用枳殼。香附。烏藥。峻烈之品。則元氣蝕損。而病轉加劇。

產後調護法

産畢、須閉目稍坐。然後上牀以被褥靠之。暑月以席捲數枕靠之。若自己把持不住。令老練女人靠之。不可即時睡倒。常以手從心至臍。隨意按摩。俾惡露下行、房中安放醋盆。以燒紅烈炭焠之。以防血暈。腹上用小衣烘熱。替換溫之。雖暑月不可僅蓋單被。毋令腹寒而血塊作痛、

冬末春初。天氣嚴寒。宜閉密産室。緊塞隙孔。四圍置火常令暖氣和融。以免他患。但不宜熏香走泄眞氣。

纔産不宜食物。即服生化湯二三劑。飢甚。先服白米湯一盞。次食白粥。十日內。食物宜淡。切忌飲冷。半月後。方可食雞子。亦須打開煮之。以防脾虛難化。滿月。

食豬羊肉。亦須撙節。酒雖活血。然氣性慓悍。亦不宜多。七日內。不宜梳洗。尤忌濯足。惟恐招風受溼。疾病蠭起。晝夜令人陪侍。毋致虛驚。變症百出。言語宜慎。勿以多言耗散元氣。勿以愛憎輒生惱悶。以中氣餒弱。二者均能致病。

產寶續編

保產無憂散

川厚樸七分薑汁炒　全當歸一錢五分酒炒　川羌活五分
菟絲子一錢揀淨酒泡　荆芥穗三分　炒白芍一錢二分
生黃芪八分　川貝母一錢研末冲服　川芎一錢五分
麩炒枳殼六分　生甘草五分

右藥。加生薑三片。用水二盞。煎七分服。

此方覺有孕娠。於四箇月以前。每月服一劑。五六箇月內。每月服二劑。七箇月以後。每月服三劑。胎動不安。臨產腹痛。卽再煎服。既可安胎。又能催生。

催生佛手散

全當歸一兩　龜板手大一片醋炙研　川芎七錢

血餘蛋大一團焙存性

右藥加黃酒一鍾。用水二盞。濃煎。童便沖服。

難產屢試神驗良方

熟地黃一兩　黃耆蜜炙一兩　當歸身四錢　白茯神三錢

西黨參四錢　淨龜板醋炙四錢　川芎藭一錢

白芍藥酒炒一錢　枸杞子四錢

產久不下連服此方四五帖但用頭汁不用次汁必須多服少則未效

產本無難瓜熟蒂落自能順下達生編言之詳矣然產以氣血爲主氣足則易於送胎出門血足則易於滑胎落地若忍痛久則傷氣而氣不足下水多則傷血而血不足氣血不足產何能下譬如舟行淺水而水手方筋疲力盡則舟何以濟松製此

方大補氣血於臨產危急時無論產婦平素氣質强弱胞衣已破未破急以此方連進四五頭劑不必服二汁以力薄也則痛可立減而胎自順下或竟熟睡片時產下如不覺者或因試痛誤認產痛試痛本屬氣血兩虛服藥後竟不痛不產帖然無恙者蓋以此藥助其氣血氣血驟得接濟如操舟淺水有生力水手推挽又得上流之水一湧而下則舟行如駛矣若誤認試痛爲產痛以致手探氣屏無故損傷尤宜補益氣血以還其本元自安於無事矣或疑產婦先感外邪補之則恐邪固不知痛甚且久則腠理齊開邪從表解矣產水迸下邪從下解矣到此時候

有虛無實一定之理切勿遲疑也或又謂虛則用參臨產要談補藥恐重濁有礙且不足濟事也不知人參固佳姑弗論貧家無力即有力用參而參之質輕清譬如和風甘雨至旱槁之苗就枯之質必須大雨時行方能深透若涵濡沾潤非惟勢不及待亦恐力將不繼也況虛危須補如飢寒求濟臨產之急是飢寒垂斃於頃刻者予之以財何如給之以衣食之速即活命耶古人立方同一補法用參者什之一不用參者什之九倘用此方而有力加參則更妙然近時之參未盡佳而此方之妙亦斷不讓於用參耳 松試驗已久萬無一失蒙

高明大人先生推誠採用竝獲奇效俯賜嘉奬用
敢刊刷分送以冀廣濟竝非偏見炫奇妄誤人命
竝懇輾轉傳佈則一得之愚施之無旣幸甚幸甚
產不能下每有用催生丹及一切下胎諸藥又
有外用藏香并一切香竄之物熏觸催生者此
眞生擒活剝與蠢惡穩婆妄用刀割鉤摘無異
其當時之禍與日後之患有不可勝言者竝宜
切戒切切忌并告

附千金要方

凡人生多疾病者。是風日之子。生而早死者。是晦日之子。在胎而傷者。是朔日之子。生而母子俱死者。是雷霆霹靂之子。能行步有知而死。是下旬之子。兵血死者。是月水盡之子。又是月蝕日之子。能胎不成者。是弦望之子。命不長者。是大醉之子。不癡必狂者。是大勞之子。生而不成者。是平曉之子。意多恐悸者。是日出辰之子。好爲盜賊貪欲者。是禺中巳之子。性行不良者。是日中午之子。命不能全者。是日昳未之子。好詐及妄者。是晡時申之子。不音耳聾者。是人定之子。天地閉氣不通其子死。

夜半合陰陽生子上壽賢明夜半後合會生子中壽聰明智慧雞鳴合會生子下陰尅父母此天地之常理也

附種子說

生子者。生道也。生道謂何。曰仁。仁者。天地之心。而人之所以生也。天生人。人復生生於不已。由斯道也。故人或艱於嗣。遠卽於斯道求之。古來求子者。貴者用其貴。富者用其富。有言者用其言。處處寬人容人。愛人救人。無不以好生爲心。非敢謂遽有子也。然而得生之道矣。卽以報言。天地者。人之大父母也。人民者。天地之子孫也。救人生命。是爲天地救子孫也。爲天地救子孫。而天地不以子孫報之。無是理也。故積仁未有無子孫者也。今有殘忍爲心。陰賊爲計。好殺爲快。淫於色。刻於財。狷而隘。淸而刻。好潔而絕物。此等人往往無子。少生生之意也。春夏之氣多長養故萬物生焉。秋冬之氣多肅殺故萬物凋焉。凡近於肅殺之氣者皆無子之兆也。是以求子之方有二焉。凡近於殘忍諸病即改易性情洗滌肺腸袁了凡之求子者得焉。凡近於斂財緊刻即分散家資濟人利物吳頤山之求子者得焉。二方異名三字貫之曰仁而已矣。生意而已矣。心未誠仁未深而遽期有報無是事也。處處存實心在在含生意未有無子者也。見疚心氏科名必覽

孫潔齋曰。種子之方前已詳其二矣。尚有其二則寡慾與不淫是也。昔人有艱於子息醫者教以節慾靜

攝。勿勞心神。心靜則精不搖。神完則氣不走。每妻經淨。乃一交媾。否則各榻。如是半年。妻果有娠。娠後即異榻。足月之後。果生男子。後來天花只三五粒。彼求子而不知節慾。甚至廣畜婢妾。先已自搖其精。自耗其氣矣。烏得有娠。理可信也。昔賈仁五十無子。夢至一府第。曰生育祠。仁因叩求子嗣。主者曰。汝曾奸良人妻。欲求子嗣。何可得也。仁哀懇曰。愚民無知。乞容贖罪。神曰。汝既知改。更勸十人不淫。方可贖罪。再能勸化多人。則有子矣。仁醒。痛自改悔。廣勸世人。多感而化者。後舉二子。

一呆氏曰。人謂子為種。其義可思也。譬若力田。須有穀種。昔人擬仁爲穀種。而以心爲良田。蓋仁者。人之所以爲心。與其所以生也。以仁存心。譬下美種。自穫嘉穀。存仁而雜以害仁者。猶種穀於長林豐草。聞其夭折而鮮穫。固也。殘忍刻薄。絕無仁心。此其死心。併若石田矣。故仁爲人種。

畜德錄曰。世人無不欲急於生子。亦知生子之道。眞精交媾。氣淸精濃。鎔液成胎。故少慾之人恒多子。且昜育。氣固而精凝也。多慾之人恒少子。且昜夭。氣泄。而精薄也。譬之釀酒。斗米下斗水。則酒醲。且耐久。其質全也。斗米倍下水。則淡。三倍四倍。則酒非酒。水非水矣。其眞元少也。今人夜夜交淫。遍御妾婢。精氣妄泄。邪火上升。邪火愈熾。眞陽愈枯。安能成胎。即僥倖生子。亦不能育。或傷於痘。或傷於驚。痘者熱毒。驚者熱風。毒者。父母之眞精不足。風者。父母之眞氣不固也。過此二關。稍通八道。便有火症虛損。怔忡五勞七傷等症。皆由邪火熾而眞陽虛。已慾逞而元精竭也。

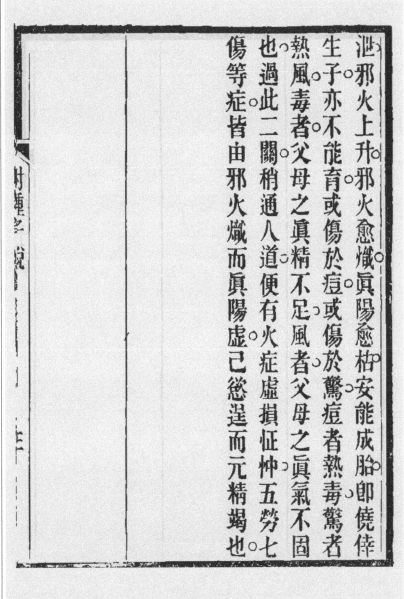

脈種子訣　三十

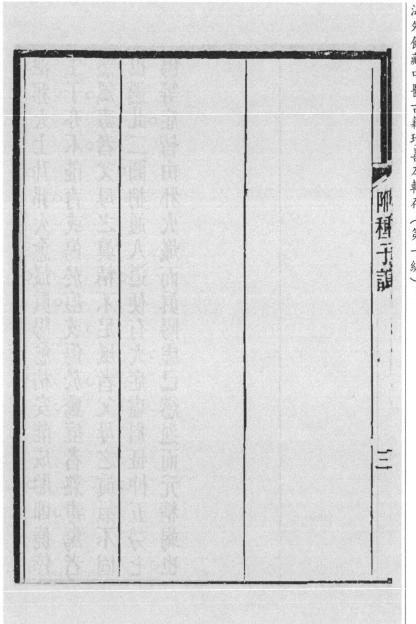

附保身延壽戒期

娶婦必期偕老。生子必望長成。乃有人伉儷極篤。而中道死亡。産育艱難。而半途夭折者。祇因肆情縱欲。暗犯禁忌而不自知也。道經云。男女交媾最有避忌。若犯所忌。天奪其算。神降之殃。生子醜貌怪相。性行不良。殘疾夭札。實有明驗。故君子不獨外色勦之務盡。即房幃之內。琴瑟之歡。俱有克治之道焉。兹將正色戒期錄出。惜命者遵之。

正月初一天臘五帝校生人祿命犯者削祿奪紀凡五臘日同初三萬神都會犯者奪紀後諸神聖誕日期同初九天帝誕十五上元天官下降犯者奪紀凡三元日同廿七北斗下降犯者奪紀每月如此廿八人神在陰犯者惡疾每月如此三十竈君奏事

犯者減壽一年月小戒廿九每月如此

二月初一犯者奪紀每月如此初三文帝誕十五犯者奪紀每月如此十八至聖先師孔子諱辰犯者削祿十九觀音誕廿七廿八三十俱同前

三月初一同前初三玄帝誕初九牛鬼神出世犯者產惡胎十五廿七同前廿八東嶽帝誕三十同前

四月初一初三同前初四萬神善化犯者失音初八佛誕又善惡童子降犯者血死十四呂祖誕十五廿七廿八三十同前

五月初一初三同前初五地臘初六初七十五十六十七廿五廿六廿七以上九日名九毒日犯者得病損壽若十五日子時犯者主三年內夫婦雙亡十六為天地造化萬物之辰犯者大凶十三關聖帝君降神廿八三十同前

六月初一初三十五同前十九觀音得道廿三關聖帝君誕廿四雷祖誕廿七廿八三十同前

七月初一初三同前初七道德臘初十陰毒日十五中元地官校籍廿七廿八三十同前

八月初一初三同前十五太陰朝元廿七至聖先師孔子誕廿八三十同前

九月初一初三同前初九斗母誕十五廿七廿八三十同前

十月初一民歲臘初三同前初五諸神下會犯者遭凶初六天曹考察初十西天王降犯者暴亡十五下元水官校籍廿七廿八三十同前

十一月初一初三同前十一太乙天尊誕十五同前十七佛誕廿七廿八三十同前

十二月初一初三同前初八王侯臘十五同前廿四司命上奏善惡

廿五上帝下界考察犯者得病損壽廿七廿八同前除夕諸神考察犯者奪紀

每歲四立二分二至四離四絕社日三伏日庚申甲子日祭祀前齋戒日祖父母父母誕日忌日夫婦誕日本命日疾風暴雨雷電晦暝日月薄蝕犯者受禍得病減壽

酷暑嚴寒犯之得重疾過醉醉後入房五臟反覆空腹犯之元神傷遠行行房百里者病百里行房者死鬱怒大怒傷肝犯之必病胎前犯之傷胎產後百日內犯之病婦天癸來時犯之男女俱損病後犯之變症一夕勿兩度勿嗇縮不泄　窗隙有風宜避　停鐙行房宜戒

謹按禮記月令日夜分雷乃發聲先雷三日奮木鐸以令兆民曰雷將發聲有不戒其容止者生子不備必有凶災可知禁忌自古有之日長至則曰止聲色毋或進日短至則日去聲色禁嗜慾蓋冬

夏二至陰陽相爭之時最難保護前後數日皆宜絕慾至於高山大川之上日月星辰之下神廟寺觀之內井竈尸柩之旁凡一切非其地非其時者宜嚴戒○此本刪繁就簡止擇最重者錄之蓋禁忌太繁奉行恐怠也奉勸惜命者另以小紙將日期錄出貼於壁上每逢禁忌必謹遵之

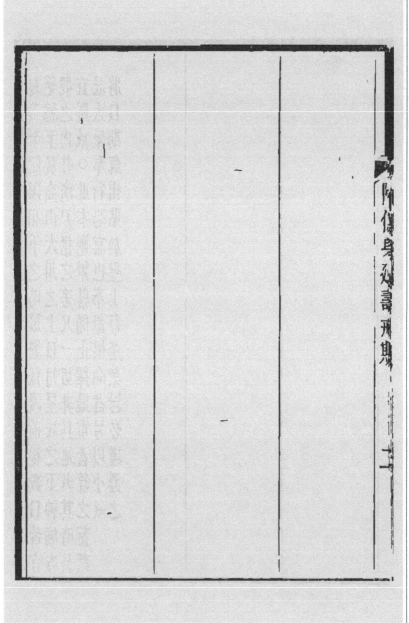

福幼編

凡例

一此編專以溫補見長凡小兒既成慢驚必於後開條目内有數處相合者即放心照方服藥勿謂此書與古方清熱散風之藥不同仍泥用古方以自誤也

一近代所賣之抱龍牛黃等丸皆清熱化痰之藥急驚最爲對症若慢驚之甚者下喉即死

一急驚與慢驚全屬相反急驚之症小兒氣體壯實前數日發燒致口鼻中氣熱大便結小便躁忽而驚風大作喉中多有熱痰用抱龍牛黃等丸下咽

即醒再用清熱消導之藥一劑而安本欲附方於此恐治慢驚者先用治急驚之方則爲害匪小是以姑述其由而方不敘入慢驚總是病後氣血不足虛極生風非脾腎雙補薑桂同進如何能愈

一薑桂附子乃徧内藥方中之用神減去則無效肉桂好者難得薄桂潯桂但有油者皆可用之所以本草備要云肉桂有油俱佳

一慢驚之輕者理中地黄湯内多用薑桂亦可治愈若虛寒至極非用附子不可但附子性熱人多畏之本草附子下亦注明治慢驚字樣可見溫補二字委係治慢驚祕訣

一此編新立二方以治慢驚明言慢驚屬虛寒溫補即所以治慢驚急驚屬實熱清熱即所以治急驚二症有寒熱之殊用藥有雲泥之異古人每有一方治二病未究其致病之根源

一近代醫家皆云慢驚一症先須驅風化痰鎮驚往往用金銀器物煮水仍煎發散消導之藥愈治愈危未聞治愈一人良可歎也

一海內醫書未可枚舉諸子雖各執一見議論紛陳然失之於此者仍得之於彼惟慢驚一症自古及今相承錯謬殊堪扼腕是以此編專辦慢驚一症與各書不同節次試驗有效

一此編乃獨得之奇寳發古人不傳之祕凡小兒久病不愈諸病之後均能轉爲慢驚眞得之最易而醫之最難世之人但知清熱散風不知温補氣血間有一二高明者見及慢驚是虚寒症欲開温補藥方又因不合古書恐招訕謗是以慢驚竟爲幼科第一危險之症

福幼編　　保赤彙編七

武進莊一夔在田

治慢驚風心得神方

慢驚之症。緣小兒吐瀉得之爲最多。或瘧久痢久。或痘後疹後。或因風寒飲食積滯。過用攻伐傷脾。或秉賦本虛。或誤服涼藥。或因急驚而用藥攻降太甚。或失於調理。皆可致此症也。其症神昏氣喘。或大熱不退。眼開驚搐。或乍寒乍熱。或三陽晦暗。或面色淡白青黃。或大小便清白。或口唇雖開裂出血。而口中氣冷。或瀉利冷汗。或完穀不化。或四肢冰冷。並至腹中氣響。喉內痰鳴。角弓反張。目光昏暗。此虛症也。亦危症也。俗名謂之天弔風。虛風。慢驚風。慢脾風。皆此症也。若再用寒涼再行消導。或用膽星抱龍以除痰。或用天麻全蝎以驅風。或用知柏芩連以清火。或用巴豆大黃以去積。殺人如反掌。實可畏也。若治風而風無可治。治驚而驚亦無可治。此實因脾腎虛寒。孤陽外越。元氣無根。陰寒至極。風之所由動也。治宜先用辛熱再加溫補。蓋補土所以敵木。治本即所以治標。凡小兒一經吐瀉交作。即是最危之症。若其屢作不止。無論痘後疹後病後。不拘何因。皆當即用參朮以救胃氣。薑桂參地等藥以救腎氣。不惜傷食。當急救之。即傷寒傷暑。亦當急救之。蓋其先雖有寒暑實邪一經吐瀉。業已全除。脾胃空虛。倉廩空乏。若不急救。恐虛痰上湧。命在頃刻矣。庸醫見之。皆誤指爲熱。爲食。投以清火去積涼藥。立時告變。爲之奈何。與之失之寒涼。斷難生活。不若失之溫補。猶可救療。此語發明吐瀉驚風之理。最爲明透。後之君子。願無忽諸。今將慢驚辨症臚列於後。

一慢驚吐瀉。脾胃虛寒也。

一慢驚身冷。陽氣抑遏不出也。服涼藥之後往往致此

一慢驚鼻孔煽動。眞陰失守。虛火爍肺也。

一慢驚面色青黃及白。氣血兩虛也。

一慢驚口鼻中氣冷。中寒也。

一慢驚大小便皆清白。腎與。大腸全無火也。
一慢驚昏睡露睛、神氣不足也、
一慢驚手足抽掣。血不行於四肢也。
一慢驚角弓反張。血虛筋急也。
一慢驚乍熱乍涼。陰血虛少。陰陽錯亂也。
一慢驚汗出如洗。陽虛而表不固也、
一慢驚手足瘈瘲。血不足以養筋也、
一慢驚顖門下陷、虛至極也、
一慢驚身雖發熱。口唇焦裂出血。卻不喜飲冷茶水。進以寒涼。愈增危篤、以及所吐之乳。所瀉之物。皆不甚消化、脾胃無火可知、唇之焦黑。乃真陰之不足也明矣。

大凡因發熱不退。及吐瀉而成者。總屬陰虛陽越。必成慢驚。并非感冒風寒發熱可比。故不宜發散。急宜培元救本。加薑桂以引火歸源。必先用辛熱沖開寒痰。再進溫補。方爲得法。經驗二方列後。

逐寒蕩驚湯　此方藥性溫煖。專治小兒氣體本虛。或久病不愈。或痘後疹後。或誤服寒涼。泄瀉嘔吐。轉爲慢驚。清熱散風。愈治愈危。速宜服此。能開寒痰。寬胸膈。止嘔吐。蕩驚邪。所謂回元氣於無何有之鄉。一二劑後。嘔吐漸止。即其驗也。認明但係虛寒。即宜服之。不必疑畏也。

胡椒一錢　炮薑一錢　肉桂一錢　丁香十粒

右四味。研爲細末。以竈心土三兩煮水澄極清。煎藥大半茶杯。頻灌之。接服後方。定獲奇效。

加味理中地黃湯　此方助氣補血。卻病回陽。專治小兒精神已虧。氣血大壞。形狀狼狽。瘦弱至極。皆可挽回。如法濃煎。頻頻與服。參天救本之功。有難以盡述者。後附醫按內云無肉桂用桂枝四錢則桂枝亦可代肉桂也

熟地五錢　當歸二錢　萸肉一錢　枸杞二錢

白朮三錢　炮薑一錢　黨參二錢　炙草一錢

棗仁炒研二錢　肉桂一錢　故紙二錢　炙芪二錢

加生薑三片。紅棗三枚。胡桃二箇。打碎爲引。仍用

竈心土二兩。煮水煎藥取濃汁一茶杯。加附子五分。煮水攙入。諒兒大小分數次灌之。如咳嗽不止者。加稫殼一錢。金櫻子一錢。如大熱不退加白芍一錢。泄瀉不止。加丁香六分。只服一劑。即去附子。止用丁香七粒。隔二三日。只用附子二三分。蓋因附子太熱。中病即宜去之也。如用附子太多。則小便閉塞不出。如不用附子。則沈寒臟腑。固結不開。如不用丁香。則泄瀉不止。若小兒虛寒至極。附子又不妨用至一二錢。此所謂神而明之。存乎其人。用者審之。此方乃救陰固本之要藥。治小兒慢驚。稱為神劑。若小兒吐瀉不至已甚。或微見驚搐。胃中尚可受藥。喫乳便利者。並不必服逐寒蕩驚湯。只服此藥一劑。而風定神清矣。如小兒尚未成驚。不過昏睡發熱不退。或時熱時止。或日間安靜。夜間發熱。以及午後發熱等症。總屬陰虛。均宜服之。若新病壯實之小兒。眼紅口渴者。乃實火之症。方可暫行清解。但果係實火。必大便閉結。氣壯聲洪。且喜多飲冷茶水。若吐瀉交作。則非實火可知矣。此方補造化陰陽所不足。實回生起死有神功。倘大虛之後。服一劑無效。必須大劑多服為妙。

保嬰易知錄序

余續宜麟策成復采羣書而慎取之集鞠養之説一十有五爲上卷初生之疾六十有七爲下卷題曰保嬰易知錄或曰誠求保赤不學易能以鞠養之宜詔之閭閻是固無難領會也古稱兒醫曰啞科最難調理況乎胎疾尤費揣摩欲使人盡能醫談何容易余謂不然小兒出腹精之至和之至直養何難揆其致病或母氣之偏或姑息之過非如雜證多歧四診難决今爲之著其病因明其證候一披條領可無過差豈誠求者獨不能消息于其間乎惟胎疾既驟且危倘村居僻遠或城闕嚴阻求醫遲至至已束手無策

易若示以可遵之成法速行投治爲愈耶然而病至而爲之治不若致謹于未發者之爲豫也論列鞠養雖淺近瑣屑尤當先致意焉若能進推宜鱗策之旨求諸朕兆之先則胎氣清純完固疾何由生上工治未病其斯謂至治歟方蠲大製藥屏奇珍或不出乎垣籬之內指顧可得即求諸市購之匪難亦取其易而已矣

嘉慶十七年仲春陽湖吳甯瀾澹堂氏述

保嬰易知錄目錄

湮尻瘡　大治方附

傷寒□□錄　三

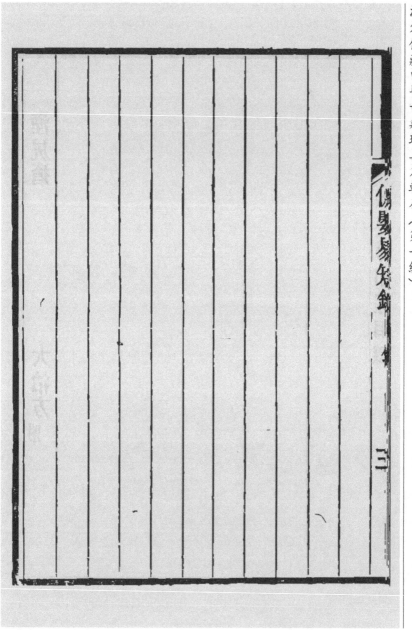

保嬰易知錄上　　保赤彙編八

陽湖吳甯瀾潞堂

鞠養類

拭口法

慈幼編云。保嬰諸書皆云。嬰兒在胎。口含熱物。蓋胎毒也。生下啼聲未出。急用軟帛。或棉裹指拭盡。貴在神速。遲則咽下。伏之于心。遇天行時氣。久熱不除。乃乘于心。心主血脉。得熱而散。流溢于胃。胃主肌肉。發出于外。成瘡疹之毒。世之小兒無可免者。不知病源在此。又云。分娩之時。口含血塊。啼聲一出。隨即咽下。而毒伏于命門。因致他日發爲驚風痘疹等證。此二說皆非確論。故張景岳辨之曰。嬰兒通體。無非氣血所結。何以毒遽如是。即使咽之亦必從便而出。何以獨留爲害。無足憑也。斯言足破千古疑案。惟是形體初成。固當爲之清楚。于未啼時。用軟帛裹指。挖去口中之血。視兒强弱。用拭口法滌除口中毒穢。以清臟腑。誠爲初誕之要法也。

王璆選方云。以甘草中指壹節許。炙碎。以水貳蜆殼。煎壹蜆殼。以棉染點兒口中。吐出惡汁爲佳。若服壹蜆殼不吐。不須更服。不問嬰兒虛實寒熱。皆須服之。　薛氏曰。用甘草法後。次用黃連法。硃蜜法。

集驗方云。初生小兒惡汁留胸膈壅塞。易生蘊熱。用黃連數塊。槌碎。棉裹如奶頭狀。湯內泡浸成黃汁。點兒口中。惡汁自下。乳食便美。後以硃蜜法間與之。

葛氏肘後方云。好硃砂壹大豆許。研細水飛。煉赤蜜和成膏。每用壹豆大。乳汁化下。時時滴口中。三日內止。用叁粒。臨時更看形色。若面色多青白。啼聲不響者。即不須服。

千金方云。牛黃半分。飛硃砂末叁分。將濃甘草湯和蜜拌勻。旋抹口中。極能辟痰。除熱安神。然必母氣多熱。小兒肥盛者可用。清弱者不宜用也。

寶鑑云兒紅潤色赤啼聲響快者用汞粉叁分漸漸令兒吮之良久有胎糞下便佳此法惟父母有霉毒遺害者可用否則非宜

聖惠方云用甘草法後用韭根汁塗兒唇上乾又塗數次

張景岳曰用甘草法後隨用胡桃肉去皮嚼極爛以稀絹或薄紗包如小棗納兒口中使吮其汁非獨和中且能養臟最佳法也

又曰若母氣素寒小兒清弱者只以淡薑湯拭口最能去胃寒通神明並可免吐瀉之患此法最妙人所未知拭後用核桃法

醫宗金鑑云淡豆豉煎濃汁與兒三五口其毒自開

繆仲淳廣筆記云以甘草叁錢淡豆豉叁錢入沸湯壹碗隔水煮乾至壹貳小盃以綿爲乳蘸藥汁入兒口吮之以盡爲度腹內有聲去胎糞數次方飲乳月內永無驚風諸病

集效方云小兒落地時用橄欖壹箇燒研硃砂末伍分和勻嚼生脂麻壹口涎唾和勻絹包如棗核大安兒口中咂之此藥取下腸胃穢毒令兒少痰及出痘稀少

證治準繩云本兒落下臍帶瓦上焙燥爲末臍帶若有伍分重入硃砂黃連甘草各貳分伍釐和勻蜜

拌、或用生地當歸煎濃湯調如糊。做四五次。塗乳母乳頭上。俟兒吞之。必使一日夜吞盡。次日大便遺下穢汙濁垢之物。皆惡毒也。日後不但痘稀。可免變黑歸腎之患。竟有不出者。亦無顖門不合之疾。須候臍帶落下。即便製服。在六七日間爲妙。其硃砂必須研極細末。以甘草湯飛過。此方眞保生最上一乘良法。一以解毒。一以補腎。蓋臍帶乃有生之河車。係于母之命門。兩腎之所主。以腎補腎故耳。

又云。嬰兒初生至滿月內。時時取猪乳滴口中。可免驚癇痘疹之患。甚效。猪兒飲母乳。便提後脚離乳。

急搽之卽得

張景岳曰古法拭口多用黃連者不知黃連大苦大寒小兒以胃氣爲主安得初生卽可以苦劣之氣相犯致損胃氣則他日變嘔變瀉由此而起矣大非所宜又陳文中曰小兒初生便服硃砂輕粉黃連本欲下胎毒不知此皆傷脾之藥輕粉下痰損心硃砂下涎損神兒實者服之軟弱弱者服之易傷反致變生諸病此皆見理之談不可不知今臚列古法俾用者消息兒體之强弱以選擇可也

洗兒法

產家要訣曰三日洗兒曰洗三其來舊矣爲其革污

穢也。然以綳裹之兒。又復解開入湯。易致感冒驚風等患。故北方生兒多不洗浴。但以舊絮拭淨。或大小便處。以水揩抹之。最爲得法。凡遇天氣嚴寒。而兒體脆弱。不妨遲以十日半月。擇吉浴之爲妙。若畢竟要浴。出胎便洗。尚爲穩當。三日不必再洗可矣。

保生要方云。兒初生候浴水未得。且以舊棉絮裹置大人懷中煖之。浴後仍當如此。雖暑月。薄絮亦當漸漸去之。兒乍離母腹。最畏涼氣。豫煎沸湯以甑貯之。臨時調和冷熱洗之。不犯生水。則不生瘡疥。

醫宗金鑑云。臨浴時須擇無風密處。湯須不冷不熱。

適可而止。不可久在水中。冬月恐其受寒。夏日恐其傷濕。

活幼心法云。凡一週之內。謂之芽兒。切忌頻浴。以致濕熱之氣。鬱聚不散。身生赤遊丹毒。如胭脂塗染。腫而壯熱。熱毒一入腹。則肚脹哽氣。以致殺兒。更有洗後失護。爲風邪所傷。身生白遊腫而壯熱憎寒。鼻塞痰嗽。故芽兒切忌多浴。

證治準繩云。浴訖以粉摩之。或以光粉蚌粉撲身。然後包裹。能辟邪收濕散氣。

又云。浴兒不可先斷臍帶。候洗了方斷。不致水濕傷臍。可免臍風臍瘡等證。尤不可用水打濕臍帶。

大生要旨云。兒初生兩乳必有餅子。須時常揉撮、捏去乳汁。以散爲度。否則腫硬成毒。如初生洗浴時。即將兩乳頭各捻數把。即無此患。

馮氏錦囊云。浴湯煮以金、銀、丹砂、虎頭骨。則除驚癇客忤。煮以麥門冬、荊芥、銅、鐵、鉛、錫。則安心神。除惡氣。證治準繩云。以桑、槐、榆、桃、柳各取嫩枝叁寸長者。貳叁拾節煎湯。入猪膽汁貳叁枚浴之。或以桃、梅、李、楮。根葉煎湯浴之。均令兒不生瘡疥。簡要濟衆方云。以益母草半觔剉細煎湯。溫溫浴之。能除百病。

選擇經云。寅卯酉日吉。壬午丁未癸巳日凶。不能上

三日勿犯下三日

斷臍法

造道集云初生兒宜洗淨則燥血不留于摺路之間可令皮膚光澤然後翦臍臍乃初生命蒂也翦之宜長用粗線縛緊翦不長多生臍風縛不緊陰間虛腫

產家要訣云兒出胎洗畢斷臍帶須捋汁令盡否則寒濕入腹或作臍風又須于近臍陸柒寸處以線緊紮以帛包裹以口咬斷蓋紮緊則兒血不貫于胞底自然痿縮勿脹而易下即或延緩數日亦無大礙口咬則斷臍不犯乎刀翦自無冷氣內侵可

免腹中弔痛之虞。如或天時寒沍。坐草艱難。子母勞傷元氣者。用火熛臍法見下卷初生不啼方內。千金論云。須令至兒足趺上爲度。造道集云。翦之宜長尺有二寸。

千金論云。臍帶中多有蟲。急剔撥去。不爾入臍成疾。

寶鑑論云。斷臍若用翦刀。先于懷中令煖。

灸臍法

繆仲湻廣筆記曰。兒初生不可翦臍帶。留胞寸許。翦連臍帶上。如法紮緊。即將軟帛貼臍帶根縛住。待三朝用麪和水成薄餅。置兒腹。另臍帶于麪上。將陳蘄艾火灸臍帶近臍處。或三炷或五七炷。灸須

下帳避風灸畢仍將臍帶包紮好聽其自脫七日方脫者元氣足也必效方云此法試之甚良可用之無慮

裹臍法

千金論云治白練令柔軟方四寸新綿厚半寸與帛等合之裹臍調其緩急急則令兒吐哯不可輕解倘兒怒啼不已或衣中有刺或臍燥刺腹更當裹臍冬時須閉戶下帳燃火令溫煖即夏日亦須無風密室仍以溫粉敷之

大生要旨云裹臍須將臍帶盤作一團用枯礬末摻于帶上帶雖長多摻枯礬末暑月亦不爲害以棉

紙封蓋。軟絹裹束。日日須要照看。勿令兒尿浸濕。小兒初生最重裹臍。稍有不慎。爲風寒濕所乘。致成臍風噤口撮口等惡證。一臘見之。便不可治矣。可忽乎哉。

藏衣法

崔氏曰。兒胞衣須用清水洗之。弗染諸垢。次以清酒淨之。乃納錢一文于衣內。盛于新瓶內。以陳石灰實之。青帛裹瓶口。密密緊蓋。且置隱處。待三日後。然後依月吉地。向陽高燥處。入地三尺埋之。瓶上土厚牢築。令兒長壽智慧。若藏衣不謹。爲猪狗所食。令兒顛狂。蟲蟻所食。令兒患惡瘡。大鳥食之令兒兵死。若近廟社。令兒見鬼。近深水污池。令兒溺死。近墳竈旁。令兒驚惕。近井旁者。令兒聾盲。棄道路街巷者。令兒絕嗣。當門戶者。令兒聲不出耳聾。著水流下者。令兒青盲。棄于火裏者。令兒爛瘡。著林木頭者。令兒自絞死。如此等忌。蓋亦銅山西崩。洛鐘東應。一氣感通之理。愼勿視爲迂遠而忽之。

論藏衣方位云。須于天德月空處埋之。天德方。正月丁方。二月坤方。三月壬方。四月辛方。五月乾方。六月甲方。七月癸方。八月艮方。九月丙方。十月乙方。十一月巽方。十二月庚方。月空方位。單月在丙壬。雙月在甲庚。再擇時憲書吉日。與兒本命無沖無剋者。用之可也。

挑口法。

嬰兒至要云。小兒出胎。氣血收斂。則口內上腭齒根喉舌皆淨。若氣血不斂。胎毒上攻。無不先見於口內者。或有泡生於上腭懸癰之前。初起白色。纔則赤色最爲惡候。急以指爪摘去其頭。或以鍼刺之。潰去惡血。速以帛拭淨。毋令下嚥。此爲第一要著。次看齒根上有白泡如半粒米狀。急以銀鍼挑去。再看齒根上有黃筋兩條。以葦刀輕輕割斷。以洩惡血。或舌上白屑堆聚。以手指纏亂髮拭淨。若舌根有膜裹舌。如蘆籜盛水狀者。以鍼破之。洩其氣如舌下有膜如石榴子樣。或如蟲形。急以鍼刺之。其鍼向兩旁挑破。不可用正鍼深刺傷其本路。以上各證。刮淨刺潰之後。以甘草湯絞淨。再用桑樹皮白汁。或陳京墨。或白殭蠶研末。頻頻塗之。或選用拭口諸解毒法。可保無虞。倘父母姑息。爲兒護疼。不爲刺刮。毒無洩路。速則變成臍風噤口撮口等惡證。百無一生。遲則致成內釣盤腸驚搐之險。挽救莫及矣。或謂小兒口病。挑動則有病。必挑非此不可。最爲費事。殊不知挑口一法。能洩胎毒。而無傷元氣。較服峻厲之藥。萬分穩妥。安可輕視。

剃頭法

醫宗金鑑云。兒滿月剃頭須向密室溫煖處剃之。爲其氣血未盈。寒風易入。剃頭後須用杏仁叁枚研細。入薄荷叁葉。再同研。將麻油滴叁肆點。合膩粉拌勻。擦頭上。能避風邪。免生瘡癤熱毒等證。

乳兒法。

育嬰家秘云。兒初誕。用拭口解毒法。腹響。胎糞必下。落地一週時。方可與乳。若產母乳汁未行。必擇乳婦壯年體强。乳汁濃白者。徐徐乳之。產母乳汁既行。必先揉去宿乳。此乳不可乳兒。蓄積滯之氣。恐損兒也。

又云。凡兒吮乳。初則乳汁漸行。其來尚緩。而少久則如泉湧。急而且多。急取出之。恐兒氣弱。吞咽不及。錯喉噴吐。傷胃氣也。按乳湧則以二指捺在乳頭兩邊。來自緩矣。

千金論云。凡乳兒不可過飽。飽則溢而成嘔吐。大飽以空乳吮之。即消。若乳來多猛。取出按後再乳。切須乳時。先捏去宿熱乳。然後乳之。如乳母欲臥寐。當以臂枕之。令乳與兒頭平。母欲睡著時。即奪其乳。恐其不知飽足。致成嘔吐。且恐睡熟。悶兒口鼻。致死。父母交合之間。兒臥于側。或驚起。不可乳兒。蓋氣亂未定。必能殺兒也。

巢氏云。小兒啼未定。氣不調。母不可與以乳飲。蓋恐乳不得下。停滯胸膈。則為嘔吐也。

大生要旨云。月內小兒不可聞啼。即抱。一啼便乳。須令啼哭。則胎中所受熱毒。從此而散。胎中驚風。從此而解。則期月之間。無重舌木舌口噤胎熱之疾。

保生要法云。小兒初生。若多睡。勿強與乳。自然長而少病。

顱顖經云。夜間兒乳。母起身坐。抱兒餵之。勿側臥乳兒。乳後抱兒使其身直。恐軟弱傾側。致乳溢出也。不爾皆令兒病。

又云。每清早睡醒欲飲乳。皆須捏去宿乳。

又云。乳汁沸投地。蟲蟻食之。令乳無汁。可沃東壁上佳。

又云。夏不去熱乳。令兒嘔吐。冬不去寒乳。令兒瀉痢。

聶氏曰。夏中熱盛。乳母浴後。或値兒啼。不可與乳。使兒成胃毒。秋成赤白痢。浴後必須定息良久。揑去熱乳。然後乳之。

朱丹溪曰。乳子之母。尤宜節謹。飲食下咽。乳汁便通。情慾中動。乳脉必應。病氣到乳。汁必凝滯。兒得此乳。疾病立至。不吐則瀉。不瘡則熱。或爲口糜。或爲驚搐。或爲夜啼。或爲腹痛。病之初來。其溺必少。便須詢問。隨證治母。母安亦安。可消患于未形也。

保嬰家秘云。乳兒之母。當淡滋味。一切酒麪肥甘熱物。瓜果生冷寒物。皆當禁之。又須愼七情。調六氣。

以養太和。蓋母强則子强。母病則子病。母寒則子寒。母熱則子熱。故保嬰者必先保身。

孫兆曰。喜乳令兒上氣顛狂。亦令兒生痰喘急。或生驚。

千金翼云。怒乳令兒疝氣。扁鵲云。女子則腹脹。

華陀云。乳中虛冷。兒得母寒。故令兒下利而啼。千金翼云。令兒咳嗽。

千金翼云。熱乳令兒面黃不食嘔吐。張氏云。熱乳傷損肺氣。令兒龜背。

寶鑑云。氣乳令兒面黃白。乳哺減少。夜啼哯乳。

又云。病乳令兒黃瘦骨蒸。盜汗嗞嘸。夜哭。及生諸疾。

嬰秘云。壅乳令兒成痰。涎涎壅生驚。寶鑑云。壅乳成乳癖。又吐逆生痰。

寶鑑云。魃乳令兒臟冷。腹急而瀉。胸背皆熱。夜啼肌瘦。一如積塊。

千金翼云。醉乳令兒熱腹急痛。扁鵲云。醉淫隨乳兒恍惚多驚。

寶鑑云。乳母淫佚情亂。令兒吐瀉身熱啼叫如鴉。不治。

倉公曰。當風乳兒。風冷入肺。則令咳嗽。

心鑑云。夜露下飲兒。冷氣入咽。不散多成嘔逆。

眞訣云。大勞大飢之後。不俟氣息稍和。即以傷乳與兒令兒成疳。

朱丹溪曰。乳母致病事起于猒。人多玩忽。醫所不知。故乳母禀受之厚薄、性情之緩急、骨肉之堅脆、德行之善惡。令兒相肖。大有關係。不可不慎也。

醫藥源流云。調攝小兒之法。病家能知之者千不得一。蓋小兒純陽之體。最宜清冷。今人非太煖即太飽。而其尤害者。則在于有病之後而數與之乳。乳之爲物。得熱則堅韌如棉絮。況兒有病則食乳甚稀。乳久不食則愈充滿。吮則迸疾湧出。較平日之下咽更多。前乳未清。新乳復充塡。積胃口化爲頑痰。頑痰相結。諸脉皆閉而死矣。譬如常人平日食飯幾何當病危之時其食與平時不減安有不死者哉然屬病家云乳不可食則羣相詬曰乳猶水也食之何害況兒虛如此全賴乳養若復禁乳則餓死矣不惟不肯信反將醫者詬罵其餘之不當食而食與當食而反不與之食種種失宜不可枚舉此小兒之所以難治也

蘭臺軌範云兒病卽宜少與乳食若似驚風卽宜斷乳如欲食與米飲壹勺必欲食乳須先將乳擠空然後以空乳令吮否則乳下喉中卽成頑痰雖神丹無效俟少安漸與乳可也

蘭閣口議云乳之性見酒則凝試將牛乳一碗加陳

酒一小盃攪和蒸一沸乳凝如腐物性然也飲乳之兒父母愛之戲以酒滴兒口中往往漸成乳癖驚癇疳積等證可不慎哉

育嬰家秘曰養子之道當擇乳母必取無病婦人肌肉豐肥性情平和者爲之則其乳汁濃厚甘美瑩白温和于子有益如病寒者乳寒病熱者乳熱病瘡者乳毒貪口腹者則味不純喜淫慾者則氣不清何益于子故宜遠之

活幼心法云小兒三週後必當斷乳否則脾多濕滞納穀不旺易生痰壅溏瀉等證致兒柔脆難養

哺兒法

葛氏肘後方云。小兒三日應開腹助穀神。壯胃氣。用粟米煮爛。研如乳汁。與大豆許。愼不可與雜藥也。

千金論云。兒哺早不勝穀氣。令頭面體生瘡。愈而復發。又尫弱難養。三十日後。雖哺不多。若不嗜食。强與之不消。復生病。哺乳不進。腹有疾癖。節哺數日自愈。

保生碎事云。乳者㚷也。哺者食也。乳後不得與食。哺後不得與乳。乳食相併。難以剋化。大則成癖。小則成積。痞氣自此始矣。

慈幼外編云。或曰。小兒無傷乳法。即乳滿而溢。亦無大害。惟與食併。則乳裹食不化。遂成痰癖。是傷食

非傷乳也故小兒以乳爲主三歲後方可食饍粥五歲後方可食葷腥則一生永無脾胃之疾矣
大生要旨云小兒半歲以前只與乳喫六箇月後方與稀粥週歲以前切不可喫葷併忌生冷之物待一二歲腸胃稍厚畧與葷喫養子眞訣云喫熱莫喫冷喫軟莫喫硬喫少莫喫多自然無恙故凡粘膩乾硬酸醎辛辣一切魚肉水果濕麪燒炙煨炒煎煿俱是發熱難化之物皆宜禁絕小兒無知見物即愛豈能知節節之者父母也父母不知禁忌畏其啼哭無所不與積成痼疾追悔莫及雖曰愛之其實害之語云惜兒須惜食又云若要小兒安

常帶三分飢與寒。皆至言也。

保產輯要云。生兒缺乳。不得不喂以穀食。母細嚼以手喂之。不可以口對口喂之。致生癖疾腹脹、

景岳全書云。小兒飲食有任意偏愛者。無不致病。所謂爽口味多終作疾也。極宜慎之。嘗見王隱君曰。予幼時酷嗜甘飴。忽一日見飴中有蚯蚓伸頭而出。自此不敢食飴。至長始知長者爲之。此可爲節戒之妙法。

錢乙云。兒多因愛惜太過。三兩歲猶未飲食。致脾胃虛弱。一生多病。半年後煎陳米稀粥。粥面時時與之。十月以後。漸與稀粥爛飯。以助中氣。但不與乳

保自然無病易養。

馮氏錦囊云。凡兒切忌食肉。否則脾胃受傷。若再甘甜麵食不禁。則令疳蟲痢積。若食腰子心血腦髓之類。則令走馬疳候。若食葱韭薤蒜。則令心氣鬱結。水竇不通。三焦虛熱。神情昏昧。若食飛禽瓦雀。則生瘡疥瘑癬。燥渴煩悶。若食蝍螺蚌蜆鰻鱔蝦蟹等類。則令腸胃不禁。或泄或痢。至于雞肉過食。則生蚘蟲。尤宜切忌。

眠兒法

瑣碎錄云。小兒同母睡時。切忌鼻風口氣吹兒顖門。恐成風疾。

慈幼編云凡兒小有停滯於臥後用手順摩其腹自胸至臍下輕輕摩至百數能順氣消食

馮氏錦囊云眠兒以甘菊花瓣實枕以其能清頭目也

活嬰方云臥兒綳舊布多層襯兒受尿輪流洗曬最妙有用布袋盛稻柴灰以收濕者若甫離竈突火毒未出兒中之必生丹毒驚癇等惡證必須將灰篩淨預貯數日然後用之庶乎無礙

察微錄云臥兒冬用木桶夏用竹筐必須直身向明而臥倘背明向暗則兒眠仰看亮光易致目精上竄臥旁切近之處不可有悅目引看之物致兒側

視目精左顧右顧。兒帽前亦不可用五彩之飾。亦恐惹兒仰視也。

襁褓法

千金論云。衣兒用父故衣。女用母故衣改作。用故絮。弗用新棉。切不可過厚。恐令兒壯熱。生瘡發癇。皆自此始。孫玉篇云。富貴之家。不宜為兒新製綾羅華麗之服。當知為兒惜福。

大生要旨云。初生小兒未剃胎頭。不與戴帽。則自幼至長。難于傷風。永無鼻塞齆涕之疾。

巢氏病源云。小兒始生。肌膚未實。宜單衣。不宜煖衣。煖則筋骨緩弱。易發瘡瘍。宜舊絮。不宜新棉。恐汗出表虛易受寒邪宜見地氣尤宜見風日不見地氣風日則肌膚柔軟易得損傷嘗見富貴之家重茵疊被日在懷抱中雖數歲亦未能行而田舍小兒終日暴露或飢或寒絕無他病譬如草木生于深山大澤中容易合抱至園圃奇材異卉縱加培植多有秀而不實者豈貴賤之理有異哉

馮氏錦囊云凡寒則加衣熱則除棉過寒則氣滯而血凝過熱則汗出而腠理洩以致風邪易入疾病乃生更忌解脫當風然無風日煖又當抱出遊戲又不可置之地間令著地受寒蓋五臟俞穴皆係于背肺臟尤嬌風寒一感毫毛畢直皮膚閉而爲

病。咳嗽喘嘔壯熱惕寒。故兒最要背煖。肚者。脾胃處也。胃爲水穀之海。脾爲健運之司。冷則物不腐化。致多腸鳴。腹痛嘔吐泄瀉。故兒更要肚煖。足係陽明胃脉所絡。故曰寒從下起。故兒更要足煖。頭者。六陽所會也。況腦爲髓海。凉則堅凝。熱則流泄或顖顱腫起。頭縫開解。目疾頭瘡。故頭宜凉。心屬離火。若外有客熱。則內動心火。表裏合熱。輕則口乾舌燥。腮紅面赤。重則啼叫驚掣。多躁渴煩。故心胸宜凉。

小兒精要云。初生小兒。不得用油膩手綳裹。春忌覆頂裹足。夏忌飲冷食冰。冬忌火炙衣被。

證治準繩云。嬰兒又當習薄衣之法。當從秋初習之。不可以春夏卒減其衣。則令兒中風寒。所以從秋初習之者。以漸稍加。如此則必耐寒。冬月但當著夾衣及衲衣之類。極寒則漸加以舊棉。若棉衣既厚更與火烘則寒來外侵。而熱先入裏。非徒無益而反害之。

丹溪曰。小兒過用棉絹溫煖之服。以致陽氣不舒。因多發熱。即至長年。下體勿令過煖。蓋十六歲以前氣血方盛。如日方升。惟陰常不足。耳下體主陰。得寒涼則陰易長。過溫煖則陰暗消。故曲禮曰。童子不衣裘裳。

錢乙曰。小兒衣裳被褥。日曬日收。不宜在外過夜。古書云。天上有飛星惡鳥。不可干犯小兒。染著戾氣生無辜瘡。如遇失收。當用醋炭熏過。方可衣之。若誤著兒啼叫不絕。須即換下所著衣服。亦用醋炭烘之。太陽照之更妙。

提抱法

大生要旨云。兒初生。形骸雖具。筋骨甚柔。氣質未實。猶木之柔條軟梗。可使或曲或直。或俯或仰也。故百日之內。不可豎抱。豎抱則易于惹驚。且必頭傾項軟。有天柱倒側之虞。半歲前不可獨坐。獨坐則風邪入背。脊骨受傷。有龜背傴僂之疾。

張渙曰。兒生六十日後。則瞳子成。而能笑認人。切忌生人懷抱。及見非常。百日則任脈成。自能反覆。一百八十日。則尻骨成。母當令兒學坐。二百四十日則掌骨成。母當扶教匍匐。三百日則髕骨成。母當扶教兒立。週歲之後。則膝骨成。母當扶教兒行。皆育兒一定之法。若日捧懷抱。不見風日。不著地氣。以致筋骨緩弱。數歲不行。一少失護。疾病乃生。此皆保育太過之失。

育嬰家秘云。小兒專愛一人懷抱。見他人則避之。此神怯弱也。抱之則喜。放之之行坐則哭者。此氣血虛也。

雜護法

慈幼編云。凡小兒初有知識。不可令小厮婦女。領出外頑耍。易致驚嚇。且言語戲笑。便有一種下流習氣。即蹉跌受驚。亦不使知。誤事不小。切不可離大人左右。至乳母須時加覺察。睡臥早起。皆宜覘看。不可託人。每見乳母作弊。外人盡知。主母不覺。兒受夭枉者多矣。

馮氏錦囊云。凡戲謔之物。不令恣喚。刀劍凶具。無使摸捉。莫近猿猴。近則傷意。莫抱鵓雀。抱恐傷眼。男方學語。勿令揮霍。曾坐勿久。令腰似折。行莫令早。筋骨柔軟。雷鳴擊鼓。莫爲掩耳。睡臥須節。須令早起。飲食休過。衣勿重襲。常食蔬羹。休哺美味甘肥酸冷。薑蒜瓜果。油膩生茄。切勿過食。夜莫停燈。晝莫說鬼。睡莫當風。坐莫近水。笑極與和。哭極與喜。笑哭之後。莫即與乳。

大全云。大人與小兒嬉戲。捏其腮頰。則令小人淌口水。

育嬰家秘云。小兒神氣衰弱。勿見非常之物。或見未識之人。或聞雞鳴犬吠。或見牛馬禽獸嬉戲驚嚇。或聞人之叫呼。雷霆銃爆之聲。未有不驚動者也。易成客忤驚癇之病。蓋心藏神。驚則傷神。腎藏志。恐則失志。大人皆然。小兒爲甚。凡小兒嬉戲。不可妄指他物作蟲作蛇以嚇止之。小兒啼哭。不可令人裝扮欺詐。以致其啼。使神志昏亂。心小膽怯成客忤也。

又云。小兒玩弄嬉戲。常在目前之物。不可强奪去之。則令生怒。但勿令弄刀劍。銜銅錢。近水火。入廟堂。見鬼神耳。

田氏曰。小兒過煖生熱。熱極生風。提抱生癎。餵飼生癖。最宜愼之。

養子眞訣云。乳子須調護。看承莫縱弛。乳多終損胃。食舊卽傷脾。衾厚非爲益。衣單正所宜。無風頻見日。寒暑順天時。

生生編云。小兒不可就瓢及瓶中飲水。否則令兒言語多訥。

馮氏錦囊云。凡母抱兒。切勿哭泣。淚入兒眼。令兒眼枯。

育嬰家秘云。小兒能言。必教之以正言。如鄙俚之言勿語也。能食則教之恭敬。如褻慢之習勿作也。能坐能行則扶持之。勿使傾跌也。宗族鄉黨之人則教以親疎尊卑長幼之分。勿使諜嫚也。言語問答教以誠實。勿使欺妄也。賓客往來。教以拜揖迎送。勿使退避也。衣服器用五穀六畜之類。遇物則教之。使其知之也。或教以數目。或教以方隅。或教以

歲月時日之類如此則不但無疾而知識亦早矣

慎疾法

錢氏曰小兒氣血未充而一生盛衰之基全在幼時培養之得失故飲食宜調寒温宜適若在期內斷然生不得病須知小孩身體微弱臟腑柔脆豈堪先以疾害其生機繼以藥困復遭屠毒精神暗耗戕賊早歲能保長生乎

疾呼錄云小兒無病切忌服藥否則遇疾無效

張景岳曰小兒偶因寒熱不調柔弱肌膚最易感冒發熱不必用藥但于熟睡之時夏以單被冬以棉被蒙頭鬆蓋勿壅其鼻但以稍煖為度使其鼻息

出入皆此煖氣少頃。則微汗津津。務令上下稍透。則表裏通達。而熱自退矣。若寒天衣被冷冽。汗不易得。則輕摟著身。赤體相貼。而上覆其面。則無有不汗出者。此至妙之法。百發百中者也。若寒邪甚者。兩三微汗之。無有不愈。此法行于寅卯之時。則汗易出。而效尤速。

張渙曰。乳母須每日三時。摸兒項後風池。若壯熱者。即須熨之。使微汗而愈。諺云。戒養小兒。謹護風池。風池在頸項筋兩輮之邊。

保嬰撮要云。幼科有挈揞法。乃按摩之變也。小兒未週歲。難以藥餌治。誠宜之。然可以治外邪。而不能治內病也。可以治小病及氣實者。如大病氣虛者。用之無益也。爲父母者宜知之。

指南云。小兒諸病。如發熱無汗煩躁神昏譫語之頃。或戰汗大汗將止之時。或嘔吐泄瀉之後。或痙厥漸甦。或便久閉而適然大便。或灌藥之後。斯時正元氣與病邪交戰之際。若能養得元氣一分。卽退一分病邪。此際小兒必有昏昏欲睡。懶于言語。氣怯神弱。身不轉動之狀。此正當養其元神。冀其邪退正復。乃病家父母。偏于此際張惶驚恐。因其不語而呼之喚之。因其鼾睡而頻叫醒之。因其不動而搖之拍之。或因微有昏譫而必詳詰之。或急欲以湯飲進之或屢問其痛癢之處嘵嘵不已使其無片刻安甯如此必變輕爲重變重爲死矣更有豪富之家延醫多人問候者多人房中聚集者多人或互談病情病狀夜則多燃燈燭以照之或對之哭泣不已或信巫不信醫祈禱登輿舉家紛擾此非愛之實以殺之也

活幼芻言云小兒有疾口不能言脉無可診名曰啞科醫者不可不究其病源而主家亦須詳審而明言之愚者拱默而令醫師切脉以試其知病否是以兒命爲鵠也孫眞人云未診先問最爲有準蘇東坡云[illegible]圖愈疾不欲困醫徐氏曰小兒致疾之

由有嬋媚明知而不敢言者當委曲善詢之若加
以聲色是緘其口也旨哉斯言

醫學源流論種痘云種痘之法此仙傳也有九善焉
凡物欲其聚惟痘不欲其聚痘未出而强之出則
毒不聚一也凡物欲其多痘欲其少强之出必少
二也凡物欲其大痘欲其小强之出必小三也不
感時痘之戾氣四也擇天地温和之日五也擇小
兒無他病之時六也其痘苗皆取種出無毒之善
種七也凡痘必漿成十分而後毒不陷種痘之漿
五分以上即無害八也凡痘必十二朝成靨并有
延至一月者種痘則九朝已回九也其有種而死

者深用悔恨不知種而死者。則自出斷無不死之理。不必悔也。至于種出危險之痘。或生痘毒。此則醫家不能用藥之故。種痘之人。更能畧知治痘之法。則尤爲十全矣。

種痘訣云。夫痘者胎毒也。根于先天。發于時氣。内外合邪。兩難分解。吉少凶多。天生天殺。無可如何。自有種痘之法。去險履平。避危就安。有參贊化育之功焉。以苗引毒。同氣氤氳。盡發于小兒安甯無病之時。外無客邪鼓動血氣。内無積滯壅閉經絡。可免癢塌悶亂之虞。且正氣内守。稍干禁忌。尚無妨礙。脫痂絶無瘢痕。口鼻亦無殘廢。誠神功也。亦仁術也。其法有水種旱種衣種漿種之異。惟水種最屬平穩。其法擇上等痘痂和水研細新棉濕裹。分男左女右納兒鼻孔。時時看守。倘小兒用手拈出。或被嚏出。急將苗塞鼻內。不可稍緩。恐洩苗氣。下苗後。以六個時辰為度。然後取出。如天氣尚寒。多留數刻。若時令已煖。少留數刻。要在臨時斟酌。苗順亦順。醫者之選苗最爲第一要著。而尤貴得時。則種。春季爲上。秋冬兩季次之。夏季斷不可種。卽可種之時。亦有不可種者。如春應溫而反寒。夏應熱而反涼。秋應涼而反熱。冬應寒而反溫。是皆天時不正之厲氣。小兒調理未遑。敢言種痘乎。又値正痘初行。疫邪方熾之時。尤當避其銳氣。必當俟大勢稍平。時氣就和。再爲議種。方保萬全。若既種之後。忽爾寒暄。此則所遇不齊。偶爾變氣。出于意外。是在保護者之謹之又謹。以保無虞。種痘之期。下苗後。大約七日始發熱。發熱三日而見點。見點三日而出齊。出齊三日而灌漿。漿足三日而回水。結痂。而大功成矣。或因苗氣透洩。或因兒體壯實。艱于傳進。胎毒深邃。不能引出。竟不發者有之。當逾十一日爲度。然後細察天時之順。兒體之實。再爲補種。亦可。然補種究非全策。不可孟浪也。即初次下苗。亦當細審。凡小兒氣血沖和。臟腑均平。內無痰熱食積所傷。外無六淫之氣相侵者。方可如法種之。若病後之兒。及顏色太嬌。骨幹太弱。肌理太疎者。皆未可輕試。種痘以七日爲期。五臟傳遍。始發熱者常也。即遲至九日十一日而發者。亦無足怪。若發熱于五日以前。此時苗氣尚未傳到。毒何由而發耶。必因種後適逢天行時氣。小兒感染而成。乃自出之正痘。非苗氣引出之種痘。是又不可不知。或順或逆。豈可過責醫家乎。至于保護之法。不可因種痘而忽之。倘兒之父母行事疎忽。不知調攝。不守禁忌。不信醫藥。過于溺愛驕縱者。能無意外之變歟。

調攝法云。出痘以調攝爲第一義。自始至終。不可稍忽。要不過避風寒。慎飲食而已。天氣嚴寒。覆蓋宜溫煖。勿使受寒。恐被寒氣所觸。則痘不得出。亦不可重茵疊被。使熱氣壅滯。致痘不宣發。天氣溫煖。覆蓋宜適中。恐客熱與毒相併。致增煩熱。亦不可輕易著單露體。使寒氣外侵。阻遏生發之氣。此寒熱所以貴得其平也。人之氣血。必藉飲食生化。痘之始終。全賴乎此。若飲食虧少。氣血何所資助乎。但不可過甚。若過飲。則飲停不化津液。若過食。則食滯必生痰熱。所以吮乳之兒。不多乳。不缺乳。能食之兒。勿餐辛熱炙煿。勿啖黏硬生冷。勿恣意茶湯。勿使飲涼漿食不過飽。亦不過飢。此飲食所以貴得其平也。至于寒熱飲食之外。凡舉止動作。旣不可任意驕縱。亦不可過于拂逆。惟在調攝之人。耐其性情。自見苗以至落痂之後。兢兢業業。善爲保護。始保萬全。

禁忌訣云。出痘之家。房中最宜潔淨。切忌冲犯。最喜明亮。不可幽暗。擇老成耐事之人。屢經過小兒出痘者。令其調護。不離左右。一切禁忌。俱當遵守。勿詈罵怒呼。勿言語驚慌。勿對梳頭。勿對搔癢。勿對飲食。勿對嗜酒。勿對歌樂。凡房內淫液氣。婦人經候氣。腋下狐臭氣。行遠勞汗氣。溝渠糞穢氣。諸瘡腥臭氣。砒硫蚊煙氣。誤燒頭髮氣。吹滅燈燭氣。誤燒魚骨氣。葱蒜韭薤氣。煎炒油煙氣。醉酒葷腥氣。氷麝竄烈氣。均須避之。或燒辟邪丹。或乾紅棗黄熟香以解之。若蒼朮之氣。則太峻也。其無可解者。父母不忌房室。犯之兒痘必變。輕爲重。更當屬左右之人。倘值迅雷烈風暴雨之變。及鑼鈸金器之聲。大宜安定。不使兒驚。其幃帳宜謹蓋覆。宜密切勿暴動生風。再令人謹守其門。不許生人往來。不許僧道師巫孝服之人入室。至于痘兒勿令洗面。恐生水損眼。眼鼻勿動其痂。則無眼吊鼻鼽之患。行坐勿令太早。免致腰酸脚痛之虞。能食者與鯽魚白鯗之屬。切不可與生冷瓜柿。梨橘韭蒜。醋醬糍粽。雞鵝椒薑辛辣等物。雞子害目不可食。百日之內。若飲酒食糟。雖少必成赤鼻。以上禁忌。一切謹守則吉。稍有疎忽。每至敗事。

可種訣云。小兒面部紅潤精彩明亮。透達印堂山根年壽。眼下口角。無青暗之色。兩眼黑白分明。瞻視平正。愈看愈有神氣精光。顋不陷不塡。頭不解顱。鼻孔不小。氣清不濁。聲音清亮。天柱骨正。頸不歪斜。骨肉相稱。又宜緊束。肥不見肉。瘦不露骨。小便遠而長。腎囊小。微帶紫黑色。如荔枝殼。身無癥癬瘡疥。項無結核。腹無

積聚○形氣充實○精神強健○臟腑調順脈息和平以上皆可種

不可種訣云小兒面色青白或黧黑痿黃無喜色無精彩○兩目黑多白少白暗帶青色視瞻歪斜暗昧無神○顱陷顖塡○解顱○顖不合○五軟○五鞕○龜胸○龜背○鶴膝○鼻孔小○氣濁○聲音不亮不長肉不束骨鬆如發麪樣○身體瘦無䐃肉○身有癧癖瘡疥○腹有痞積○項有結核○病後元氣未復○素有驚癇之症○失乳之後○氣血不足○脾胃虛弱精神倦怠脈不和平以上皆不可種

疹家精義云疹之與痘原非一種雖痘之變態多端而疹之收斂稍易然疹之甚者其勢凶危亦不減于痘最爲可畏蓋疹亦胎毒藴于脾肺故發于皮毛肌肉之間一時傳染大小相似則未有不由于天行厲氣而發者此其源雖內發而證多屬表總由君相二火燔灼太陰而脾肺受之故其爲證初熱一日至次日雞鳴時其熱即止止存五心微熱漸見咳嗽鼻流清涕或腹中作痛飲食漸減到申酉之間其熱復來如此者四日用手滿按髮際處甚熱其面上熱稍減二三分咳嗽連聲面燥腮赤眼中多淚噴嚔頻發或忽然鼻中出血至五日其

熱不分晝夜六日早時其疹出在兩頰下細細紅點至午時兩手背並腰下及渾身密密俱有紅點輕者三日重者或五日或七日普遍焮發其鼻中清涕不流噴嚏亦不行兩頰顏色漸淡此出疹之期也凡疹初熱疑似之間切不可輕易用藥總有他證必待五日腮下見疹方可藥之其調攝之法亦與痘等切勿忽視雖云疹喜清涼而惡溫痘喜溫煖而惡涼然疹子初出之時亦須和煖則易透發蓋疹子只怕不能得出若出盡則毒便解故發疹紅影出于肌膚切戒風寒生冷如一犯之則皮膚閉密毒氣壅滯遂變渾身青紫而毒反內攻煩

躁腹痛。氣喘悶亂諸證。欲出不出。危亡立至。較痘尤凶尤速也。出痧有五六日不飲食。此胃爲邪氣所侵。亦爲邪氣所養。故不食亦不妨。痧已出盡。即思飲食。不可與麪食。雖粥飲亦須自少漸加。總宜食淡。不可縱口。凡辛辣厚味。助火酸收之物。咸須禁食。如酸醋胡椒猪肉核桃梅杏櫻桃梨柿荸薺之類。若誤犯之。則伏匿焦紫。喘脹聲瘖。而難救矣。即痧出盡後。兩月之內。若誤食雞魚。則終身皮膚粟起。如雞皮之狀。或遇天行出痧之時。又令重出。誤食猪肉。則每歲凡遇出痧之月。多有下痢。誤食鹽酸。致令咳嗽。則每歲出痧之月。必多咳嗽。誤食五辛之屬。則不時多生驚熱。誤食沙糖。多發疳蝕。誤食酒糟。必成赤鼻。必須一一謹守。庶無終身之患。疹之名目不一。在江蘇曰痧子。在浙江曰瘄子。在江西湖廣曰麻。在山陝曰膚瘡。曰糠瘡。曰赤瘡。在直隸曰疹子。名雖不同。其證則一。但疹在痘前者。痘後必復出。惟痘後出者。方爲結局耳。凡疹後餘火刑肺。微微咳嗽。必須醫治。延之變症堪虞。

吳氏曰。急驚之證。搐搦反張。頭搖目竄。唇動牙咬。壯熱痰潮。神昏便秘是也。當其搦搐反張之時。切忌把其手足。扳其身軀。若强力持之。致風氣流入經絡。以致俯仰拘牽。雖生已成殘廢。當其動作之際。

置一竹簟鋪之平地使兒臥其上任其搐搦風力行遍經絡勢極自止也醒後易于頻發宜慎防之

景岳全書云初生小兒以手撚其頭摸其頤頷不作聲者爲無病縱有病以手指探其口雖發聲而從容啞指者其病輕若卽發聲不啞指者面色或青紅兼紫者此落地受寒甚也其病重若牙關緊閉不納乳或硬而不軟其病極重也

巢氏云小兒在母腹中乃生骨氣五臟六腑成而未全自生之後卽長骨脈五臟六腑之神智也變者易也自巳生三日後三十二日一變亦曰一蒸卽覺性情有異于前者何也長生臟腑智意故也先

儒又謂小兒純陽。三十二日一變。六十四日一蒸每逢變蒸。則心熱意懶。偶觸風寒。則發熱等證作矣。甚則驚風立至。蓋此時尤宜謹慎。感冒變蒸每挾外邪而易起。外邪或因變蒸而易乘。薛立齋曰。變者上氣。蒸者發熱也。輕則體熱虛驚。耳冷微汗。唇生白泡。三日可愈。重則寒熱脉亂。腹痛啼叫。不能乳。令食即吐哯。五日可愈。此證小兒所不免者。雖勿藥可也。若不熱不驚。畧無證候。而暗變者。蓋受胎氣壯實故也。張景岳曰。蒸變古無其說。創于西晉王叔和。繼于隋唐。繁于今日。但余嘗見兒有保護得宜。至長無病。豈此子獨不蒸變乎。又何以前月病爲蒸變。而此月不病。何一孩而先後不同乎。又有暗變之說。更渺茫不足信。總之小兒或發熱。或吐泄。凡屬違和。不由外感。必因內傷。不過將息失宜之故。但宜謹于平時。不可惑于蒸變之說。而忘致病之由也。

金鑑云。小兒足脛冷。腹虛脹。糞色青。吐乳食。眼珠青。面青白。少神。聲音弱。脈沉微者。內已虛寒。忌投涼藥。若足脛熱。兩腮紅。大便閉。小便黃赤。口渴痰稠。氣粗聲壯。脈緊數者。乃爲熱證。忌投溫熱藥。按小兒門乳前用螺螄柒個雄黃少許搗極爛塗顖門穴以紙封蓋任其自落可保至長不生瘡癤

保嬰易知錄上終

保嬰易知錄下

陽湖吳甯瀾溶[illegible]

胎疾類

初生不啼。

或氣閉不通或難產勞傷胎氣。或天時寒冷所致。謂之夢生。

心鑑云。切不可斷臍。以綿衣包兒。離胞寸許。用苧麻紮緊臍帶。將紙條蘸麻油點火於臍帶上緩緩薰燒。俟煖氣入臍。氣回能啼。方可斷也。

又云。將陳蘄艾灸臍帶上。煖氣透腹。即生。

尊生書云。用煖臍法。氣已入腹。取壹貓用青布裹頭目。令一伶俐婦人。拏住貓頭。向兒耳邊。以口咬破貓耳。貓大叫一聲。兒即醒矣。

外臺秘要云。由於難產少氣也。取臍帶向身。却捋之。令氣入腹。仍以本生父母眞氣度之。

事急方。有因口噤不能出聲者。急看兒口內上腭商齶舌上下。如法刺之刮之。令淨。詳見上卷挑口法

三因方云。以葱白細鞭背上。即啼。此法似不如葱湯洗其腹。就以熟葱熨其背也。

大生要旨云。有因肛門為脂膜所塞。閉住兒氣。故不能出聲者。以金銀玉簪脚輕輕透破脂膜。即能出聲。以油紙撚套住。免其再合。參看肛門內

各條。

初生無皮

胎中熱毒也。其症有三。審因而治之。

清涼膏。治父毋霉毒遺害。兒上半身。或下半身。赤爛。甚至皆黑者。或非因霉毒。由胎中蘊熱所致者。敷之皆效。石灰肆兩。未經水濕成塊者。用水泡之、沒指半許。露一宿。面有浮起如雲片者。輕輕取之。微帶清水。視其多寡。對小磨香油亦如之。順攪成膏為度。用鵞翎搽之。

鵞黃散。生黃柏、熟石膏、各等分。研細末。加珍珠粉尤效。濕則乾摻。乾則用猪膽汁調敷。

米粉撲法。治月分不足。遍身浸漬紅嫩而光。亦有面白肢冷。不燃赤者。早稻白米。研細粉。時時撲之。

生肌散。人參、黃芪、珍珠粉、各等分。時時撲之。

伏龍肝散。以伏龍肝。研細末。雞子白調搽之。

本草方。治毋處高樓。不沾地氣所致者。車輾上土。研細撲之。或用淨黃土。和黃柏敷之。或掘土坑。臥宿即生皮。

醫通方。夏月臥兒水芭蕉葉上。

不乳

兒初生即不吮乳。細看兒口中。照挑口法治之。再議與藥。

慎齋方。治牙關不開。不吮乳者。其噤在齒根也。南星炙研。片腦少許。二味和勻。指染薑汁。栢葉汁。和藥擦牙根。即開。如不效。用秘方吹鼻法。

聖惠方。治能吮乳而不能咽者。其噤在咽中也。水銀米粒大。與之咽下即愈。按此方不可輕用

又方。葛蔓燒灰壹字。和乳點之。即瘥。

即得方。治兒腹中胎糞未下。腹滿氣促。嘔吐不乳。汞粉伍分研細。蜜少許。溫水調化。徐徐與之。按此方不可輕用

青蒿丸見大治方內

良方。小兒熱毒內閉數日不乳。用活蚌剖開取水。叁肆茶匙服之。取蚌水法見重腸

陳文中方。治兒母過食寒涼。胎受其氣。令兒吐乳多啼。面色青白。丁香拾枚。陳皮去白壹錢。乳汁壹盞。石器煎一二十沸。細細與服。

目不開

胎中熱毒蘊于兒脾。眼胞屬脾。其脈絡緊束。故不能開也。

心鑑方。熊膽、黃連各少許。滾湯淬洗。一日七八次。如無熊膽將黑羊膽青魚膽代

又方。川芎、薄荷、樸硝各壹錢。為細末。以少許吹鼻

中。

幼幼新書。甘草壹截。以猪膽汁炙透。研爲末。每用米泔水。調少許。灌之。

生地黃湯。乾地黃、赤芍、當歸、瓜蔞根、各壹錢。川芎、甘草各伍分。燈心叁拾寸。煎湯與兒服之。

又方。治目不開。或出血。蒼朮貳錢。入猪膽汁中紮煑。將藥氣熏眼。後更嚼汁與服。

丹溪方。以燈心、黃連、秦皮、木賊、紅棗、各伍錢。水壹盞煎。澄清頻洗而開。

吐不止

初生吐不止。古法指謂穢惡下咽。用鎮墜之品。恐非臟腑柔嫩者。所宜受病之源非一。當審其因以治之。
大全方治咽穢腹滿而痛者。莪朮少許。鹽壹棊豆
大。以人乳壹合。煎三五沸。去滓。入牛黃兩粟大。
服之甚效。
醫藥入門。黃連、枳殼、赤茯苓、等分為末。乳汁調灌
之。又方。木瓜、生薑煎湯灌之。
湯氏方。治觸冒風邪。鼻塞多啼者。全葱白叁枚。紫
蘇莖壹錢。生薑壹大片。人乳兩合。煎沸去滓。飲
之。
黃連二陳湯。治胎前受熱。面黃赤。手足溫。口吐黃
涎酸黏者。製半夏、陳皮、茯苓各等分。甘草、黃連。

各叁分。加生薑水煎服。

聖惠方。田中地龍糞、壹兩研末。空心以米湯下之。三服效。加木香叁錢大黃伍錢。尤效。按木香酌減大黃尤宜慎

陳文中方。治胎前受寒。面清白。四肢冷。口吐清稀白沫者。方見不乳

得效方。治乳積吐。用大麥芽伍錢。生薑壹片。入乳煎沸飲之。

燒針丸。治吐乳痰壅者。用黃丹研末。小棗和丸如芡實大。鍼簽于燈上燒過。研細末。乳汁調服一方加硃砂、枯礬、等分。

不小便

胎受熱毒之氣。流於下也。內服外敷。小便自通。若生而臍腹腫脹。臍四旁有青黑色。及撮口者不治。

豆豉膏　豆豉壹勺。田螺拾玖箇。葱壹大束。同搗爛。用水芭蕉汁。調敷臍上。或將陳大麥芒壹掬煎湯飲。按麥芒須滌淨

蒜螺敷法　兼治水腫臌脹。大田螺肆箇。大蒜伍箇。車前子貳錢。麝香少許。前三味同研。後入麝香。再研爲餅。每用壹箇。貼臍中。將膏藥護之。半日許。服白馬通壹大盃。立通。按馬屎曰通

又方。白鳳仙連根帶葉熬水。乘熱浸洗外腎兩胯。

立通。

單方。蔥連鬚壹大束。搗爛。加麝香少許。分作貳包。更換熨臍下。

加味導赤散。細生地黃叁錢。細木通壹錢。生甘草叁分。黃連叁分。飛滑石貳錢。赤茯苓貳錢。淡竹葉念張。燈心伍拾寸。水煎服之。按分兩宜酌減

慎齋全書。兼治不乳。蔥白切肆片。乳汁半盃。瓦器內同煎沸。分肆服。飲之。

又方。地龍數條。去泥。和蜜研。敷陰莖上。內用蠶退紙燒灰。入硃砂、龍腦、麝香。各壹分。共研細末。用麥冬。燈心湯。食前調服。按分兩宜酌減

全幼心鑑車前子搗汁入蜜少許灌之厈水車缺內鮮車前子尤效

又方雄黃牛尿滴毛數拾根煎湯壹盃飲之

藥性論安鹽少許於臍中以艾灸之

雷公方見臍突

不大便

兒生三四日不大便者名曰鎖肚乃胎中受辛熱之毒氣滯不通也其兒必面赤腹脹不乳多啼急用口咂法再議與藥

口咂法令婦人以温水漱口咂兒前後心手足心並臍共七處每處咂三次以得見紅色爲度

熨臍法。用連根葱壹莖。生薑壹塊。淡豆豉貳拾粒。鹽壹小匙。同研爛。揑作餅子貼臍中。烘熱熨之。用絹紮定。良久氣透自通。

田氏方。先以硬葱紝入肛門內。如不下。用硃砂水飛。南星炮。巴豆霜。各等分。共爲糊丸。黍米大。薄荷煎湯灌下叁丸。

心鑑方。枳殼煨去穰。叁錢。甘草梢壹錢。以水煎服。

必效方。治大小便不通。腹脹欲死。急用白頸蚯蚓搗爛。敷腹上。空臍孔不敷。半時許。取白馬屎和水絞取汁。灌之立通。

青蒿丸。見大治方內

備驗方（見臍風）

大小便不通

胎中熱毒之甚也。急用前口咂五心臍下法。若延至七日不治。

外臺秘要。猪苓壹兩。以水少許。煮雞屎白壹錢。調服。（亦治小便不通）

經驗方。眞麻油壹兩。皮硝少許。同煎。澄冷定。徐徐灌之。

又方。輕粉叁分。蜜少許。溫水化開。時與少許。（亦治大便不通）

立效方。大黃酒浸。郁李仁去皮研。各壹錢。滑石末

壹兩搗和丸如黍米大。日服伍丸。開水下。亦治人便不通

青蒿丸

紫霜丸俱見大治方內

以上三症。諸方參看擇用

肛門內合

其症有二。或因熱毒太盛。壅結肛門。穀道有孔者。急服黑白散。外以手輕輕拍之。或為脂膜遮睛。無隙可通者。先以鉛刀或金玉簪。刺破脂膜。急以油紙燃插入膈之。不令再合。或納蘇合丸導之。

黑白散

蘇合丸俱見大治方內

預防口噤撮口臍風三症及治之宜急論

小兒初生三急症。曰口噤。曰撮口。曰臍風。皆惡候也。症雖有三。病源則一。此症發於一臟之內者。方書雖有治療之法。究竟百無一生。其致病之由。總在於臍。臍者。在兩腎之間。與命門相通。乃人之根蒂也。衝任胃脈。皆起於臍下。任脈自中而上。至于人中。與腎脈合。衝脈二道。夾任脈而上。散於舌下。與脾脈合。胃脈二道。又夾任脈而上。入於齦中。上下往來。如環無端。小兒初生。三脈方具。而臍爲三脈之門戶。干係尤重。所以斷臍之時。不可不慎。或翦臍帶太短。或結縛不固。致外風侵於臍中。或用鐵器斷臍。爲冷氣所侵。或浴時牽動。水濕灌入生瘡。客氣乘虛而入。內傷於腎。腎傳肝。肝傳心。心傳脾。脾傳肺。肺蘊蓄其毒。發爲臍風等症。面赤啼哭者。心病也。手足微搐者。肝病也。唇青口撮。痰涎壅塞者。脾病也。牙關緊閉者。腎病也。啼聲不出者。肺病也。五症之中。畧見一二症者。病猶可治。悉見萬無活理。若能預防於未發之時。急治於將發之際。尚可挽回萬一。凡小兒墮地。視其臍帶軟者。無病。如臍帶硬直者。卽有臍風也。或浴後綳裹停當。卽噴嚏連連者。或臍下發出青筋。或赤筋一道上行者。或大便熱者。一有見端。卽爲將發之候。急抱兒向明處。視其口中。或上腭有泡。或齒根有白點。或有黃筋。或舌上白屑堆聚。或舌下膜如榴子。急遵挑口法詳見上卷刺之刮之拭之塗之。再視兒臍下逆上之筋。必生兩岔。於岔行盡頭處安艾灸叁壯。以截上攻之路。更灸中脘叁壯。中脘穴在臍上三寸寸以兒左手中指屈曲節盡處爲度再灸然谷穴叁壯。穴在內踝前起大骨下陷中鍼入叁分。不宜見血。或再於承漿穴。在下唇稜下腕之中頰車穴。在耳下頰骨後各灸叁壯。以洩其毒發之標。此皆古人預防急治之良法也。若不知早爲之計。病變已重而藥之。鮮克有濟矣。爲兒父母者。可不慎之於始哉。

噤口

其候舌上生瘡。如黍米狀。啼聲漸小。口吐白沫。牙關緊急吮乳不得。由胎熱內蘊。風寒外襲故也。見于七日及一月之內曰噤口。見於百晬之內百二十日之後者曰噤風。風噤其實一也。

秘方擦牙散。生南星貳錢去皮臍。龍腦少許。研爲極細末。用指蘸合生薑汁。放於牙根上擦之。如不開者。將藥調如稀糊。含在不病人口中。用通心筆管插入小兒鼻孔。用氣將藥極力吹入。其關立時即開。此法有通仙之妙。不可不知。

本草綱目方。天南星壹枚煨熟。紙裹斜包。剪一孔透氣於口中。牙關自開。

搐鼻法。鬱金、藜蘆、瓜蒂各等分爲末。搐鼻中。

聖惠方。直殭蠶貳條去絲嘴畧炒爲末蜜調敷唇
中。

辰砂全蠍散。辰砂伍分飛。全蠍貳枚去毒。龍腦、麝
香、硼砂、各壹分爲細末唾調揉唇裏及齒上。

聖濟總錄。取白牛糞塗口中。

外臺秘要。取東行牛口中涎沫。塗口中及頤上。

聖惠方。牛口中齝草絞汁灌之。

又方。大蜘蛛壹枚去足炙焦研末入猪乳壹合和
勻。分作三服徐徐灌之。

聖濟總錄。牛黄壹字許爲末。淡竹瀝調灌之。更以
猪乳滴之尤妙。

千金方雞屎白如棗大綿裹以水壹合煮分二服

一方酒研灌之

又方雀屎水丸麻子大飲下貳丸

又方以猪乳飲之

撮口

口撮如囊也不乳啼低舌强唇青面黄赤色氣高痰盛乃心脾之熱受自胎中也若兼二便秘結手足抽搐厥冷者不治

五通膏生地黄老生薑葱白萊菔子活田螺肉各等分共搗爛敷臍四圍一指厚抱住久之屁洩而愈（兼治臍風撮口）

聖惠方。小兒撮口看舌上有瘡如粟米大。以指甲刮破。取蜈蚣搗汁敷之。如無生者。乾者亦可用。仍以厚衣包裹。納母懷中。取大汗出而愈。（兼治臍風）

辰砂殭蠶散。辰砂水飛伍分。殭蠶壹錢去絲嘴炒。蛇脫皮壹錢炒。麝香伍分。共爲末。蜜調敷口中。

備驗方。蟬蛻貳拾枚去頭足。全蠍柒枚。去毒。爲細末。入輕粉少許。和研乳汁調服。（兼治噤口）

聖惠方。取蠹魚研末。每以少許塗乳。令兒吮之。

又方。（兼治臍風撮口）取鼠負蟲。搗汁灌之。（按綱目曰濕生蟲俗名地雞地虱者像形也）

本草綱目。治撮口。用蝸牛伍枚。（即負殼蜒蚰也）去殼研汁

塗口中。兼治臍風

愼齋全書治撮口。用全蠍忿壹箇。酒塗炙爲末加入麝少許。金銀花湯調服半匙。兼治臍風

子母秘錄。用夜合花枝煎濃汁。拭口中并洗之。

普濟方。以初生豆芽。研爛絞汁。和乳灌少許。

永類鈐方。生川烏尖叁枚。全足蜈蚣半條。酒浸炙。入麝香少許。共爲末。以少許吹鼻取嚏。仍以薄荷湯灌壹字。兼治臍風

金匱玉函。用生甘草貳錢伍分。水壹盞。煎陸分。溫服。令吐痰涎。後以乳汁點兒口中。

簡便方。艾葉燒灰塡臍中。以帛縛定。隔蒜炙之。候

口中有艾氣可愈（兼治臍風撮口）

錢氏方治撮口出白沫以艾灸口之上下肆壯鄉魚燒研酒調少許灌之仍揩兒手足

又方先灸兒兩乳中叁壯後以黑驢乳壹合以東引槐枝拾根叁寸長火燒一頭出水拭淨浸乳中取乳滴兒口中

醫通方急於顖門灸柒壯灸之不哭吊睛吐沫者不治

臍風

臍者小兒之命蒂也穴近三陰喜溫惡涼喜乾惡濕如斷臍不知慎重為水濕風冷之氣所傷致兒七日

之內腹脹臍哭啼不吮乳。四肢柔直。痰壅氣塞。或面青吐沫。若兼口噤撮口抽搐不止者。神丹莫療也。

預治方。小兒臍風噤口撮口等症。其毒先現口中。用刮口法。畢以黃連半錢。豆豉貳拾肆粒。甘草叁寸。葱白頭叁寸。用童子小便煎。綿蘸拭口中。

驅風散。治兒腹脹臍腫。啼不吮乳。此臍風將發之候也。急以此方治之。用蘇葉、防風、陳皮、薑炒厚樸、麸炒枳殼、煨木香、殭蠶去絲嘴酒炒、鈎藤鈎、甘草各等分。加生薑水煎服。

稀涎散。治臍風已成。用此方以吐風痰。蝎尾、銅青各半錢。硃砂壹錢。膩粉壹字。麝香少許。共爲末。

每服壹字茶清調下。

盪臍法。麝香伍分。置臍上。浮萍草不拘多少。用熱
水蘸半熟。蓋麝香上。又用鹽半觔炒熱。分兩袋。
盪於臍上。冷更換。壹袋如此一頓飯久即愈。

尊生書。蜈蚣壹條。蠍稍肆尾。殭蠶柒箇。瞿麥伍分。
研細末。吹入鼻內。候噴嚏啼哭為可醫。隨用薄
荷湯調末服。

聖惠方。用天漿子壹枚。按此蟲多生石榴樹上其背毛螫人俗呼刺毛。殭
蠶壹枚。炒。膩粉少許。研勻。以薄荷自然汁灌之。
取下毒物。名曰白龍膏。

辰砂膏。辰砂叄錢。牙硝、硼砂、各壹錢伍分。全蠍壹

錢珍珠壹錢麝香叁分元明粉壹錢伍分共爲細末蜜研膏塗乳頭上令兒吮之（兼治禁口撮口驚搐）

備驗方巴豆壹粒不去油研爛透明雄黃壹錢研末和勻每用叁釐新汲井水調服下喉覺胸腹中有響聲大便下痰即愈（兼治鎖肚）

鄧華峰雜興方用壁虎後半截焙爲末男用女乳女用男乳調勻入稀雞屎少許摻舌根及牙關仍以手蘸摩兒胸腹取汗出甚妙

青蒿蟲丸

紫霜丸（俱見大治方內）

以上治臍風噤口撮口各方通治三症者

居多。互參採用可也。三症必先用挑口法
已。然後藥之。

臍濕

或因包裹不愼。或因浴水入臍。或因尿濕侵臍。以致
臍腫。浸漬不乾。曰臍濕。不治。恐成臍瘡臍風。
摻臍散。枯礬、龍骨煅、各貳錢。麝香少許。共爲末。乾
摻臍中。
又方。紅綿灰、黃牛糞灰、乾胭脂、龍骨、髮灰、各伍分。
共爲細末。濕乾摻。乾淸油調敷。
又方。當歸頭、絳帛、或舊錦燒灰、胡粉、各壹錢。共爲
細末。大麝香少許。同研。乾摻臍中。

蘗墨散。黃柏、釜下墨、亂髮灰各等分。共爲細末。每用少許敷之。

胡粉散。胡粉、乾薑燒灰、白石脂燒存性各等分。共爲細末。時時敷臍中。

顱顖經。燒絳礬敷之。

聖惠方。枯礬敷之。

又方。屋爛草爲末摻之。

活嬰方。以甑帶燒灰敷之。

姚和仲方。用桂心炙熱熨之。

千金方。用猪頰骨髓拾貳條、杏仁半兩。研敷。

聖濟總錄。螻蛄、甘草等分。炙研爲末敷之。

子母秘錄。蜂房燒末敷之。
活嬰方。取蠐螬蟲研末敷之。
外臺秘要。龍骨煅。研末敷之。
備驗方。棉繭亂髮燒灰擦之。

臍瘡

臍濕成瘡。甚則赤腫濃血。曰臍瘡。宜速療之。庶不致寒濕內攻也。
心鑑方。本兒落下臍帶。錦帛裹燒研壹錢。入當歸頭末壹錢。麝香少許。敷臍中。尤效。（治臍濕）
聖惠方。臍瘡出濃血。海螵蛸。胭脂。爲末。香油調敷之。

又方。伏龍肝末敷之。
準繩方。枯礬、龍骨煅、各半錢。研末敷之。
千金方。馬莧燒研敷之。
子母秘錄。臍瘡不合者。黃柏末敷之。
又方。臍爛成風。以杏仁去皮研敷之。
外臺秘要。蝦蟇燒灰。加牡蠣煅等分敷之。日三次。
又方。兒臍不合。取車轄油脂燒灰敷之。
活嬰方。用棉子燒灰敷之。
肘後方。乾蝦蟇燒灰、枯礬各等分。共爲末敷之。
金黃散。川黃連、胡粉、龍骨煅、各壹錢。共爲細末敷之。

異功散。龍骨煅、薄荷葉、蛇牀子各貳錢，輕粉伍分，

共爲末，摻臍中。

龍骨散。龍骨、輕粉各半錢，黃連壹錢，共研細，摻之。

慎齋方。人參末、黃牛糞灰、乾胭脂各等分，爲末，瘡濕乾摻，瘡乾香油調敷。

臍突

臍突一症，謂斷臍不如法，裹臍不致慎而使之然者，非也。此由母驚悖鬱結，或恣食熱毒之物，兒受其氣，腹中蘊熱，無所發洩，頻頻伸引，呃呃作聲，努氣衝臍，所以臍突腫赤，虛大可畏。此症忌敷寒藥，恐寒凝熱毒，反爲害也。若由啼哭太過，中氣努出者，十居七八。

不必治漸自收。

二豆散。赤小豆不去皮。豆豉、天南星去皮臍、白歛、各壹錢。共爲末。用伍分。水芭蕉汁調敷臍四旁、日二次

葱貼法。先以荆芥湯洗之。再以葱葉火上微炙。放地下出火氣。以指甲刮薄。搭放突處。即消。

聖惠方。胡椒、木鼈子仁、各等分。爲末和杵丸如菉豆大。每服貳叁拾丸。荆芥湯下。

雷公方。白茯苓、車前子、各壹錢。陳皮、通草、各貳錢。生甘草梢、貳分。水煎服。兼治小便不通

臍血

兒初生。多啼叫致臍出血者。
準繩方。白石脂炒研細末乾摻之。不可剝揭。俟其
自落。
天釣
胎熱蘊於心脾。加以外夾風邪。內熱不得發越而成。
其症壯熱痰壅。驚悸抽搐。眼睛上翻。淚出不流。症似
驚風。但目多仰視爲辨。
直指方。治目久不下。眼見白睛。角弓反張。聲不出
者。用大蜈蚣壹條。竹刀批開。記定左右。去頭足
酥炙。又以麝香壹錢研末包定。每用左邊者吹
左鼻。右邊者吹右鼻。各少許。不可過多。若眼未

下再吹些須。眼下乃止。

聖濟總録。烏頭生用去皮臍、芸薹子、各貳錢。共爲末。每用壹錢。新汲水調敷兒項上。

衛生簡易方。用金牛兒。即蟬脫也以漿水煮一日。曬乾爲末。每日用壹字。冷水調下。

聖惠方。用壁魚兒。即蠹魚也乾者拾箇。濕者伍箇。用乳汁和研灌之。

又方。取家桑東行根。研汁服。

又方。全蠍叁箇。硃砂如叁菽豆大。和飯爲丸。酒化服。

牛黃散。牛黃貳分。硃砂叁分。麝香半分。天竺黃壹

錢蠍梢伍分鈎藤鈎壹錢共爲細末薪汲水下

鈎藤飲鈎藤鈎叁錢全蠍伍分犀角伍分羚羊角亦可天麻伍分生甘草貳分水煎服

內鈎

內鈎者肝臟有病外受寒冷所致其胸膈反張糞青潮搐腰曲腹痛口吐痰沫多啼多汗咬乳目瞪有類驚癇但目有紅絲血點爲異

乳香膏乳香伍分沉香壹錢爲細末將鮮石菖蒲鈎藤鈎煎湯下

心鑑方用硃砂壹錢乳香煨蒜各壹錢爲末研丸如黍米大薄荷湯下貳丸

木香丸。木香、乳香、沒藥、茴香各伍分炒，鈎籐鈎貳錢。全蠍壹錢。先將乳香沒藥研勻。後入諸藥末和畢。取大蒜少許研細和丸桐子大曬乾每服兩丸。鈎藤湯下。

盤腸氣痛。

其症腰曲腹痛。腸鳴失氣。口閉足冷。下利糞青。乾啼無淚。額上有汗。其致病之由。或因寒邪團結於小腸。或因妊婦憂愁思鬱。心氣蘊結。總屬寒結氣滯也。

洗肚法。全葱壹大束。煎湯洗其腹。就以熱葱熨其臍腹閒。

熨臍方 見不大便

直指方。用蘿蔔子炒黄研末。乳香湯服半錢。
又方用乳香、沒藥、等分爲末以木香磨水煎沸。調
服壹錢。
保幼大全莪朮半兩、用阿魏壹錢化水。浸一日夜
焙研。每服壹字。紫蘇湯下。
川楝子散。木香、小茴香。鹽炒去鹽。各壹錢。川楝子
貳錢。用巴豆貳粒同炒去巴豆不用。共研末酒
調服。
白豆蔻散。白豆蔻、砂仁、青皮、陳皮、炙甘草、香附酒
炒、蓬莪朮、各等分。蠍尾量加。薑壹片。水煎服。
此症有兼大便不通者。參用大小便不

諸方治之。

胎驚搐

母娠時。調攝乖常。醉酒嗜慾。忿怒驚撲。母有所觸。胎必感之。或外夾風邪。有傷於胎。子受母氣。以致月內壯熱。翻眼握拳。噤口咬牙。身腰强直。嘔吐驚啼。腮縮顖開。或頰赤。或面青等候。當以疎風利驚化痰調氣主之。百日內抽搐不止者。謂之眞搐不治。其假者。因外傷風冷所致。口中氣出熱也。可發散而愈。

嚏驚散。生半夏末壹錢、皂角末半錢、吹入鼻中。少許。卽嚏。一方加薄荷、細辛等分。名通關散。吹之不醒者不治。

貼顖法。麝香壹分。蠍尾伍分。蜈蚣伍分去足炙。牛黄叁分。青黛叁分。薄荷葉叁分。右除牛黄。冰麝蠍尾等五味。各取淨末。入牛黄研細。煮紅棗肉和成膏。塗貼顖上四邊。畧出一指。以手烘煖頻頻熨之。

斗門方。硃砂新汲水。塗五心最驗。

鄧華峰雜興。芭蕉汁、薄荷汁煎勻。塗頭頂。留顖門。塗四肢。留手足心。勿塗。

經驗方。全蠍壹箇。以薄荷肆葉裹定。火上炙焦。同研爲末。入硃砂、麝香少許。分作肆服。麥門冬煎湯調下。

太乙散。天漿子、去殼微炒。牛膽製南星、白附子炮
天麻、防風、茯苓、各貳錢全蠍、硃砂、各壹錢麝香
少許共爲末每服半錢乳汁化下。一方加人參
壹錢。

蚯蚓膏陳京墨貳錢硃砂叁錢麝香壹錢共爲末
用蚯蚓頭上白漿和藥成丸重柒釐每服壹丸
用金銀器燒紅淬入乳內將乳調藥服之

聖惠方五月內柳樹上蟬去翅足炙叁分赤芍藥
叁分黃芩貳分水貳盞煎壹盞溫服三四次

直指方。兼治胎癇琥珀、防風、各壹錢硃砂伍分爲末猪
乳調壹字入口中。

鎮驚散。硃砂研細。入牛黃少許。猪乳調稀。抹兒口中。

備驗方。治胎搐。因外感風冷所成者。用葱頭柒枚。生薑壹片。擂細攤紙上。合置掌中令熱。急貼顖門。以熱手熨之。鼻利搐止。

大青膏。治胎搐。因傷風得之。口中氣熱。呵欠煩悶。手足動搖者。天麻末壹分。生白附子末壹錢半。蝎尾去毒生末。烏梢蛇肉酒浸焙研各伍分。青黛壹錢。硃砂。天竺黃末各叁分。蜜和成膏。月中兒服棗豆大。薄荷湯下。

紫霜丸。治傷食後發搐。身溫。多涎。多睡。不思乳食。

見大治方

保命丹 見急驚

辰砂膏 見臍風

加味導赤散 見不小便

抱龍丸 見大治方

牛黃散 見天釣

青蒿丸 見大治方

胎癎

此症眼直目牽。口噤流涎。腹膨搐搦。背項反張。腰脊强勁。形如死狀。或一二時始醒。小兒之惡候也。受母氣之偏者不治。爲風邪所束者可醫。

仁齋法。癎症方萌，耳後高骨間，當有青紋，紛紛如線，見之則爲爪破，須令血出啼叫，先得氣通爲妙。

羌活膏。用羌活、獨活，各伍錢。天麻、全蠍、白殭蠶，各貳錢伍分。烏蛇肉伍錢，酒浸一宿，焙。麝香叁分。人參去蘆，貳錢。隨宜用，共搗羅爲細末，煉蜜和膏。每服皂子大。荆芥湯化下。

天南星煎。天南星微炮、白附子、白花蛇酒浸，去皮骨，炙黄，各壹兩。已上搗羅爲細末，用好酒兩大盞，慢火熬，不住手攪，以酒盡爲度。次用硃砂水飛伍錢。膩粉貳錢伍分。牛黄、麝香、龍腦各半錢。

研細入膏內和如皂子大每服壹粒竹瀝化下。按準繩此方有乾蝎天麻各五錢。

聖濟錄大石榴壹枚去頂剜空入全蠍伍枚黃泥固濟煅存性取中焦者爲末每服半錢防風湯下。

直指方。琥珀、硃砂各少許全蠍壹枚爲末麥冬湯調下壹字。

聖惠方棘枝上雀甕研其間蟲出取汁灌之。

聖星丹見後癇症

胎寒。

母受寒邪或過食生冷致兒口冷腹痛多啼腸鳴下

利。寒慄時發，握拳曲足，因胎中受寒所致也。

白芍藥湯：白芍藥壹錢，澤瀉捌分，甘草肆分，薄桂叁分，薑水煎。虛加人參、木香；發驚加鈎藤鈎。

肘後方：治晝夜多啼，以當歸末壹小豆許，以乳汁灌之，日夜三四度。

和濟方：治胎寒腹痛，薑黃壹錢，沒藥、乳香，研去油，各貳錢，爲末，蜜丸芡子大，每服壹貳丸，鈎籐湯下。

聖惠方：治腹痛汗出，用衣中白魚貳拾枚，絹包於兒腹上回轉摩之，以愈爲度。

胎熱

母多驚恐或食熱毒之物生後旬日之間兒多虛痰氣急喘滿眼閉目赤目胞浮腫神困呵欠吸吸作聲遍身壯熱小便赤大便閉時驚煩總因胎中受熱所致也

衛生要訣以葱涎入香油内抹小兒五心頂背等處善解毒涼肌

又方以秋梨拾箇取汁熬熱飲之

聖惠方瓜蔞根末乳汁調服半錢

全幼心鑑黑豆貳錢生甘草壹錢燈心柒寸淡竹葉叁片水煎服

錢乙方眞牛黃壹豆大入蜜調膏乳汁化開時時

滴兒口中。形色不實者。勿多服。亦治胎黃

育嬰家秘。黃連、炙甘草、各等分爲末。入硃砂少許。和勻。生蜜調成劑。每取豆許。納兒口。令咽下。

地黃膏。山梔仁、菉豆粉各壹兩伍錢。甘草陸錢。共爲末。聽用。以生地黃壹兩伍錢。杵爛。和蜜壹兩伍錢。盛薄瓦器內。在銅銚中。隔水煮成膏。與稀糊相似。候冷。入前藥末。同在擂鉢中。再研勻。丸如芡子大。每服壹丸。麥門冬湯化服。

青蒿丸見大治方內

胎黃。

小兒生下。遍身面目皆黃。狀如金色。壯熱。大便難通。

小便如梔汁。乳食不思。啼哭不止。此胎黃之候。皆因母受濕熱而傳於胎也。

子母秘錄。韭根搗汁。日滴鼻中。取黃水爲效。

肘後方。杜赤豆。秫米。雞屎白。各貳分。搗篩爲末。分三服。黃汁當出。

普濟方。青瓜蔞焙研。每服壹錢。水半盞。煎柒分。臥時服。五更瀉下黃物。立愈。

正元廣和方。秦艽貳錢。人乳半鍾。水壹盞。煎半盞。去滓。溫服。按秦艽宜酌減

錢乙方。見胎熱

蘇頌圖經。土瓜根生搗汁。叁合。與服。

總微論，胡黃連、川黃連各伍錢，爲末，用黃瓜壹箇，去瓤，留蓋，入藥在內，合定，麪裹煨熟，去麪，搗丸菉豆大，量兒強弱與之，溫水下。

地黃湯 生地黃、赤芍藥、天花粉、赤茯苓、川芎、當歸、豬苓、澤瀉、生甘草、茵陳各等分，水煎，子母俱服之。

胎肥胎怯

兒生下，肌肉厚，遍身血紅色，彌月後漸漸羸瘦，目白睛粉紅色，五心煩熱，大便難，時時生涎，此胎肥症也。兒生下，面無精光，肌肉薄，大便白水，時時哽氣多噦，目無神彩，此胎怯也。古法兩症皆用浴體法以疏通腠理。

浴體法。天麻貳錢。蠍尾去毒。硃砂。各伍分。烏蛇肉酒浸焙乾爲末。白礬。各叄錢。麝香壹字。青黛叄錢。共研勻。每用叄錢。水叄碗。桃枝壹握。并葉伍柒枝。同煎至十沸。温熱浴之。勿浴背。

赤遊風

此症或受胎中熱毒。或生後過於温煖。以致熱毒外發皮膚。赤熱而腫。色若塗丹。遊走不定。行於遍身。故曰赤遊風。發於頭面四肢。而内歸心腹者不治。

證治準繩十二件單方。水苔、生地黃、生菘菜、即白菜也蒴藋、即烏頭苗也慎火草、即景天也浮萍、豆豉、大黃、梔子、

黃芩、硝石、豆葉、以上十二味。得一味和水搗、貼之卽瘥、

簡易備驗方。治十種丹瘤。一治從頂頭起腫。先用葱白。研取自然汁塗之。二從頭上紅腫痛。用赤小豆末。雞子清調抹。三從面起赤腫。用竈心土。雞子清調搽。四從背起赤點用桑白皮研末。羊脂調搽。五從兩臂黃色。用柳木燒灰水調敷。六從兩脇虛腫。用生鐵屑。和猪糞調敷。七從臍上起黃腫。用檳榔爲末。米醋調敷。八從兩脚赤腫。用乳香末。羊脂調敷。九從兩脚有赤白點。用猪槽下土。麻油調敷。十

從陰上起黄腫。用屋漏處土。羊脂調敷。

千金方。取屋塵。和臘猪油敷之。

又方。用唾和胡粉。從外至内敷之。

又方。取煅鐵屎研末。猪脂和敷之。

又方。用大豆煮汁塗之。

又方。治丹毒。從兩股走及陰頭。用李根燒爲末。以田中流水和塗之。

又方。水煎棘根洗之。

又方。治丹毒從髀起。流下陰頭。赤腫出血。用鯽魚肉伍合。赤小豆貳合。擣勻。入水和敷之。

衛生簡易方。取向陽燕窩土。爲末。雞子白和敷。

陳氏本草。燒鐵淬水。飲壹合。

子母秘錄。用藍靛敷之。

楊氏產乳方。治丹毒從兩股兩脇起。用景天草搗如泥。入眞珠末。塗之。乾卽易。

全幼心鑑。菉豆伍錢。大黃貳錢。爲末。用薄荷汁入蜜。調敷。

又方。丹瘤初發。急以截風散截之。白芷。寒水石。爲末。生葱汁調敷。

譚氏方。胡荽汁塗之。

廣利方。用馬莧搗塗。

簡要方。以生萊菔汁塗之。亦可灌服數匙。更以萊萉渣絹包烘煖熨之。

又方以水芭蕉根搗汁塗之。

删繁方以蠐螬蟲搗塗之

奇方用竈馬（即俗呼樟木蟲）在竈內尋出活的去頭以白漿擦上不過數次即愈。

本草綱目猪肉切片貼之。

修眞秘旨用蓖麻子伍箇去皮研入麵壹匙水調塗之

外科精義以木鼈子仁研如泥醋調敷之一日三五次

神功散用黃栢生草烏各等分爲末以嗽口水調

敷。頻以嗽口水潤之。

砭血法曰吮毒血各聚一處。用細磁器擊碎。取鋒芒者。將筋頭劈開夾住。以線縛定。兩指輕撮筋梢。令磁鋒對聚血處。再用筋壹根。頻擊刺出毒血。砭後毒甚者。以神功散敷之。毒輕者。砭後不可用。恐皮膚既破。草烏能作痛也。如患在頭者。不用砭法。祗宜臥鍼倒挑患處出毒血則愈。百日內者。忌砭血。以其肌肉難任也。

夜啼

其症有二。一曰脾寒。一曰心熱。如面色青白。手腹俱冷不欲吮乳。曲腰不伸者。脾寒也。面赤唇紅身腹俱熱。小便不利。煩躁多啼者。心熱也。分別治之。
本草綱目。燈花貳叁顆。燈心湯調抹乳上。令兒吮之。
簡易方。用燈草灰、辰砂末、少許。塗乳。令兒吮之。
又方。燈花柒枚。硼砂壹字。辰砂少許。蜜調塗兒脣上。
全幼心鑑。蟬蛻拾玖箇。去前截。用後截爲末。分四服。鈎藤湯下。或薄荷湯下之。
塗乳方。眞牛黃、飛過辰砂極細末。各半分。塗兒舌上。
聖惠方。以乳香壹錢。燈花柒枚爲末。每服半字。乳汁下。

又方。以猪矢燒灰。淋汁浴兒。并以少許服之。

聖濟總錄。劉寄奴貳錢。地龍炒壹條。甘草壹寸。水煎服。

導赤散。兒弄舌

生生編。用青黛量兒大小研服之。

又方。用黑牵牛末壹錢。水調敷臍下。以上治心熱方

總驗方。竈心土貳兩。研。雞子壹枚和水調勻。塗兒五心及頂門。

普濟方。以伏龍肝貳錢。硃砂壹錢。麝香少許。蜜丸菉豆大。每服伍丸。桃符湯下。

又方。硫黃貳錢半。鉛丹貳兩。研勻。瓶固煅過。埋地中七日取出。飯丸黍米大。每服貳丸。冷水下。按此方不可輕用

本草綱目。取梳頭垢少許服之。以上治脾寒方

楊氏方。用淡豆豉、竈中土、蚯蚓糞、入醋。杵搗和丸如雞卵大。摩兒頂心顖門及手足心并臍上下。各七次。擘開有毛棄之。

聖濟總錄。以馬蹄末。敷乳上。飲之。

姚和仲方。取虎眼壹隻爲散。以竹瀝調少許與喫。以上通治寒熱方。

集簡方。取燒尸場上土。置枕邊。

聖惠方。取明鏡挂牀脚下。毋令人知。
拾遺方。用井口邊草。私著席下。勿令母知。
生生編。用本兒初穿毛衫。放瓶內。自不哭也。
日華本草。取雞窠中草。安席下。勿令母知。
本草綱目。取猪頭下毛。絳囊盛。繫兒背上。
食療本草。取牛屎壹塊。安席下。勿令母知。
經驗方。搯父之褲。與兒作枕。
又方。雞屎塗兒臍中。男雄女雌。
又方。硃書田字於兒臍下。
又方。硃書甲寅二字貼牀頭。
又方。五倍子爲末。津唾調塡臍內。書小兒父名貼之。

又方。仙人杖取叁尺。安兒睡處。勿使人知。此杖即笋欲成時立死者。

又法。用紙寫天蒼蒼地皇皇。我家有箇夜啼郎。來往君子念一遍。小兒睡到大天光。書此貼此總不要四眼見。須貼在大路旁人易見之處。

又法。用柴頭壹箇長肆伍寸。削平一面。硃砂寫云。撥火杖撥火杖。差來捉神將。捉著夜啼鬼。打死不要放。急急如律令。以上壓勝法

鵞口

初生口內白屑滿舌。拭去復生。重則滿口白斑。時吐

白沫。咽悶疊疊腫起。難乳夜啼。心脾二經胎熱上攻所致。

洗法。急以毛青布裹指頭蘸薄荷汁。或甘草、黃連、各壹錢。煎汁。或新汲水、拭淨白屑。如不脫。還方治之。

集效方。天南星醋調。敷脚心。乾則潤之。兼治重腭。重齶。

又方。呉茱萸末。米醋調敷脚心。

聖惠方。以白芨末。乳汁調塗足心。

四寶丹。用雄黃叁錢。硼砂壹錢。甘草壹錢。氷片貳分半。研末摻之。或用蜜水調敷之。

青液散。青黛、樸硝、各壹錢，龍腦壹字，硼砂少許，共研細末，鵞翎挑少許，掃舌上。

大全方用黃丹研細，竹瀝調塗口中。其白點即落，一日塗三四次。再用辰砂益元散、滑石陸錢、甘草壹錢、辰砂少許，燈心湯調下。

又方：用鵞糞泡湯，拭洗口內。

子母秘錄：用桑白皮汁和胡粉敷之。

活幼新書：用雞肶黃皮燒末，和水服之。

姚和仲方：以馬牙硝擦舌上，日五度。

普濟方：白枯礬壹錢、硃砂貳分，爲末，以少許敷之，日三次。

又方。用赤小豆末。米醋和塗之。

聖惠方。甑帶燒灰。敷舌下。兼治重舌

集簡方。以坯子胭脂乳汁調塗之。男用女乳。女用男乳。

千金方。柘根伍觔。剉。水伍升。煮叁升。去渣。煎取伍合。類塗之。無柘根。弓材亦可。兼治重舌

正傳方。白楊樹枝燒取瀝塗之。

簡易備驗方。白殭蠶炒黃爲末。蜜和敷之。

永類鈐方。鵞口瘡自內生出者可治。自外生入者不可治。用食草白鵞下清糞。濾汁。入沙糖少許搽之。或用雄鵞糞。眠倒者燒灰。入麝香少許搽

之。

懸癰

初生小兒上腭腫起。或如蘆葦盛水之狀。或如紫李。墜下抵舌。名曰懸癰。胎中熱毒也。急宜刺破癰頭。令泄去青黃赤汁。再生再刺。刺破後以鹽湯洗淨。用藥摻之。

一字散。用硃砂、硼砂、各伍分。龍腦、樸硝、各壹字。共研末。蜜調。搽口內。

大全方。食鹽煅研、枯礬、各等分。研細。水調。以筯頭蘸點患處。

重腭

上腭層疊腫硬者，急宜長鍼刺之。甚則上腭成瘡，如黃粟，口中腥臭，皆脾經蘊熱也。

必效方：先以蚌水布蘸絞淨，以一字散（方見懸癰）搽之。

取蚌水法：將蚌洗淨，打碎，用濕棉布濾淸水用之，不可用疎夏布，恐布孔疎，蚌中螞蝗蟲濾在水中也。（此方通治口舌咽喉諸熱症，甚效）

天南星散：以天南星生去皮臍，研細末，用醋調塗男左女右腳心，厚皮紙貼，如乾，再用醋潤之。

聖惠方：用蛇脫灰醋調敷之。

集效方敷法（見鵞口）

重齶

初生兒。貼著齒齦。有物脹起者是也。由脾胃蘊熱。所致。急以鍼刺去腫處惡血。以鹽湯洗之。再生再刺。治參懸癰重腭法。

錢氏方。人中白煅研末擦之。

備驗方。桑樹上用斧斫二三下。少時其漿流出。取搽腫處。

集要方。白芷壹錢。硃砂伍分。研末擦齦上。

集效方敷法見鵞口

牙關蟲

初生兒。喫乳不穩。壯熱。色赤。鼻孔黃。急看牙關。如有蟲似蝸牛。又似黃頭白蚌螺。如法治之。即瘥證治準繩方。用竹瀝半合。和少許牛黃服瘥。

又方用猪肉拭口其蟲即去

吐舌

吐舌者。伸長而收緩也。面赤煩啼。口渴尿赤。因心經有熱也。

導赤散。木通伍分。生地黃伍錢。黃連叁分。甘草梢伍分。黑山梔壹錢伍分。淡竹葉壹錢。燈心伍拾寸。煎服。

大全方以牛黃少許塗舌上即止。或點氷片少許。亦效。

愼齋全書方見弄舌

弄舌

舌如蛇舐。左右上下。伸縮動搖。謂之弄舌。因心脾有熱。以致唇焦舌乾。煩啼便穢也。

慎齋全書。用川黃連煎湯。細細與服。輕者燈心湯亦可。並治吐舌

瀉黃散。用藿香葉、山梔子、熟石膏、防風、生甘草、燈心。竹葉湯煎。或兼導赤散、見吐散各半服。

重舌

心脾蘊熱。則氣血俱盛。腫附舌根。其狀如舌下又有一小舌。故曰重舌也。當以鍼刺之。出血然後與藥。用線鍼刺患上。向旁挑之。不可深刺正中主筋之上也。

聖惠方。元精石貳兩。牛黃、硃砂、氷片各壹分。共研末。以鍼刺舌上去血。鹽湯洗。摻末敷之。

又方。伏龍肝末。牛蒡子汁調塗之。

又方。皂角刺灰。入樸硝或腦子少許。洗口。摻入舌下。涎出自消。

又方。桑根白皮。取入土者。搗汁飲之。

千金方。取釜下土。和苦酒塗之。

又方。黃栢浸苦竹瀝。點之。兼治木舌

又方。衣魚燒灰。敷舌上。

又方。取三家屠肉。切指大。摩舌上。兒立啼。

子母秘錄。木蘭皮卽木蘭樹皮也壹尺。廣肆寸。削去粗皮。

入醋壹升漬汁唅之

又方蜣螂蟲末唾和敷舌上

簡易濟衆方以亂髮燒灰半錢敷舌上

普濟方以竹瀝同芒硝點舌上

本草綱目半夏和醋煎洗之木舌同治

聖惠方

千金方俱見鵞口

木舌

舌尖腫大塞滿口中硬不能轉動故名木舌也由心脾積熱上沖而成急刺之出血若舌胎堅硬藥味不得入者用竹刀輕輕刮去舌胎拭淨然後用藥此證

不可用手按之按則舌根乃損長成言語不正

吹鼻法舌腫滿口或吐出在外難以納藥者用殭蠶牙皂俱製過爲末用少許吹鼻中口自開頑痰自出用筋繞絲綿蘸甘草湯潤其舌然後用藥敷之

大生要旨用萆蔴子肉搗爛以棉紙取油將紙捻成條點火吹滅以煙薰之即消若舌下有如螻蛄或如臥蠶者急於腫處砭去血仍用釜底灰以鹽醋調敷或井水亦可脫去再敷

寒氷散用生石膏氷片少許共研末敷舌上如出血石膏炒焦用

直指方。以蜀葵花壹錢。黄丹伍分。共爲末敷之。

本草綱目。以半夏貳拾枚。水煮過。再炮片時。乘熱以酒壹升浸之。密封良久。熱漱冷即吐之。

千金方。舌長大塞口。取鯉魚肉切片貼舌上。

又方。蛇脫燒灰。乳和服少許。

局方。用蒲黄末。頻刷舌上自消。

大全方。蜜炙黄連、白殭蠶、各等分。共研末摻舌上。

又方。生薑切片。蘸硼砂擦之。

又方。冬青葉、煎濃汁浸之。

又方。百草霜、海鹽、各等分。研末。井華水調下。

必效方。皂礬不拘多少。新瓦上火煅變紅色。放地上條令研細末擦舌上。

千金方點法見重舌

膜舌

初生小兒有白膜裹舌。或遍舌根。急以指甲刺破出血。否則其兒必啞。

姚和仲方。刮破舌膜。令出血。即以燒白礬半菉豆許敷之。若血出不止。燒髮灰摻之。或同猪脂塗之。

含腮

小兒初生時。腮內如米豆大一小瘡。次日漸大。蝕破腮頰。故名含腮。若不早治。破透難療二金散。用雞內金鬱金各等分。研細末。先用鹽湯洗淨吹之。

痄腮

兒初生兩腮腫硬有核。或在一邊。名曰痄腮。因妊恣食厚味。或鬱怒不解。以致鬱熱在內。兒受之以成此證。不治恐成腮癰。

敷痄腮法。桑柴灰少許。入雄雞冠血叁肆滴。加鹽滷壹匙。和勻頻搽患處。

又方。皂角貳兩去核。天南星貳錢。生用。糯米壹合。爲細末。薑汁調敷。

又方。芙蓉葉不拘多少。搗敷之。以帛紮定。一日一換。

神驗方。以赤小豆為細末。新汲水調敷赤腫處。乾則再敷。

大全方。大黃末加薑汁少許敷之。空頂透氣。

又方。霜後絲瓜煅存性。猪膽汁調敷。

又方。黃柏、鉛粉、各等分。研勻。涼水調敷。

又方。染坊靛花頻敷之。

又方。胰皂同沙糖搗敷。紙蓋、留頂出氣。

又方。猪膽汁入生薑汁少許和勻、磨陳京墨敷之。

又方。扁柏葉搗汁。調蚯蚓泥搽上。

又方。用百合壹兩。大貝母、山芝蔴根去皮、元明粉各壹錢。銀硃柒分。白麪少許。同搗敷。

螳螂子

大生要旨曰。遍年來吳越間。新產月內小兒有口噤不乳。啼聲難出。兩腮腫硬。名謂螳螂子。熟諳穩婆將利刃於口內兩腮剖開。撿出堅光惡肉。形頗肖桑螵蛸。傷處據云搽以胎骨珍珠散。兒便能乳而愈。若割治少遲時刻。則腫延喉鼻。不可救矣。亦有不諳割壞者。余實目睹。考之方書。從無此說。詢之幼科專家。亦盡茫然。舍刀法竟無方藥。不知病始何時。割自何人。因病可傷生。爲害甚速。附識於此。以俟知者。徐靈胎曰。自古無螳螂子之病。凡小兒蒸變之候。每有口內微腫。惡乳之時。名曰妬乳。不治自愈。或不能坐視。以藥塗口亦易愈。近日濱海妖婦造割螳螂子之法。以騙人取利。强者幸愈。弱者多死。受其害者甚多也。蓋小兒兩頰頤內。有內外皮兩層。中空處有脂膜一塊。人人皆然。割去之法。妖婦以此惑人。人見果有螳螂子者。遂相信不疑。死而不悔。深可憐憫。今爲之大聲疾呼。愼勿被其愚而受其害也。徐氏此說。實爲近理。閱外科全生集。已有治法。依方施治。無不效者。烏用割爲。愼之戒之。

搽口方。青黛壹錢。元明粉叁錢。硼砂壹錢。薄荷伍分。氷片壹分。共研細末。和勻擦兩頤內。日用四五次立愈。

全生集用生地黃伍錢。大黃壹錢。陳酒浸。取出共搗爛。塗兒足心。男左女右。用絹縛好。乾卽易。愈乃止。

爛眼

胎中蘊熱。生後毒熱上攻於目。以致痛癢難睜。胞邊赤爛。此名爛眼。

簡易備驗方。小紅棗貳箇。去核。入明礬裝滿。濕紙包裹。火煨候礬化。去紙。同黃連壹錢。水壹鍾煎半鍾。去渣澄清。將薄綿紙浮藥水上。取紙上清水洗。每洗一次。必易一紙。

又方。杏仁叁粒。去皮尖搗爛。加銅綠黃豆大壹塊。爲末和勻。將新青絹包此一味。用井水壹酒盞。浸片時。待水有綠色。不時洗眼。至一二日後自愈。須先用皮硝煎水洗過。再用此方洗之。

衛生要訣。用猪膽汁和鹽點之。

又方。桑葉紙。卷、燒煙、薰鼻。

生地黃湯。爛眼、赤眼、血眼、皆宜服此方。視目不開

赤眼

兒初生赤眼。此胎熱也。或因洗浴不潔。穢汁浸眼背中。至長不瘥。名胎赤眼。

心鑑方。胡黃連末。茶調敷手足心。

眞金散。黃連、黃柏、當歸、赤芍、杏仁、用乳汁浸一宿
曬乾。爲極細末。用生地黃汁調點之。更用荆芥
煎湯。溫洗。
普濟方。羊肝切薄片。井水浸貼。
又方。小兒吐出蛔蟲貳條。磁蓋盛之。紙封口。埋濕
地五日取出。化爲水。磁瓶收貯。每日用銅筯點
之。
聖濟方。銅綠壹分。蜜半兩。於蚌殼相和。每夜臥時
水洗眼。炙熱點之。能斷根。
古今錄驗方。淡竹瀝點之。或入人乳。效。
小品方。人乳浸黃柏點之。

濟急仙方。杏仁壓油壹合。食鹽壹錢、入石器中。以柳枝壹握緊束。研至色黑。以熟艾壹團。安碗內燒烘之。令氣透火盡即成。每點少許入兩眥。甚妙。

本事方。大黃、白礬、各等分爲末。同冷水調作餅子。貼眼立效。

血眼

初生艱難。血浸眦眶。遂濺滲其睛。以致瞳人不見。或上下弦爛。

全幼心鑑。杏仁貳枚。去皮尖。嚼乳汁叁伍匙。入膩粉少許。蒸熟絹包。頻點。重者加黃連、朴硝。

大全方。治兒百日內乳嗽不愈。以致血脈貫瞳兩眶紫黑。或眼白珠紅赤如血。亦名血眼。當用生地黑豆共研成膏。掩於眼上。則眶黑自消。血隨淚出自愈。

血淚

小兒雙目流血。乃胎火胎熱所致。宜涼肝導赤。兼以鯽魚煨湯喂之。自效。

涼肝導赤湯。生地黃叁錢。丹皮貳錢。澤瀉、赤茯苓、炒山梔、人中黃、赤芍、木通各壹錢。燈心念寸爲引。水煎服。

活幼新書。兒目濇不開。或出血者。方見目不開

鼻塞鼻乾鼻涕鼻齆

小兒初生。忽然鼻塞。不能吮乳。開口呼吸者。或因乳母夜睡鼻息吹兒顖門。或因風寒外入。停滯鼻間。則成鼻塞。或火升熱鬱。則成鼻乾。或津液不收。則多涕。濃涕結聚。則成鼻齆。

葱薑貼法。葱頭。柒枚。生薑壹片。共搗爛攤紙上。置掌中合。待溫貼於顖門。其邪卽解。揭去後。仍用絹緞寸餘。塗以麵糊。仍貼顖門。永無傷風之患。

通關散。香附子、川芎、荆芥穗、細辛、葉、猪牙皂角、殭蠶、各等分。入葱白搗成膏。用紅綿攤貼顖門。

葱涎膏。全葱研爛。將猪牙皂角爲末。和勻成膏。貼

顖門、

得效方。天南星炮為末。水調貼顖門。手熨之。

聖惠方。零陵香壹兩。羊髓叁兩。銚內慢火熬成膏。去滓。日摩背上三四次、

外臺秘要。醍醐叁合。木香、零陵香各肆分。湯煎成膏。以塗顖上。并塞鼻中。

大全方。通草、北細辛各等分研末。以綿裹藥如棗核大。納入鼻中。一日二次。以上治鼻塞

普濟方。治鼻乾。用黃米粉、生礬各壹兩。每以壹錢調貼顖上。日二次。

又方。治鼻流濃涕。兼治鼻乾。枯礬、血餘灰、等分為

末青魚膽汁拌爲餅陰乾研細吹鼻中

簡易備驗方治鼻齆瓜蒂藜蘆各壹分皂角半分麝香少許爲細末頻吹之

聖惠方治鼻齆有熱者龍腦半錢瓜蒂拾肆箇赤小豆叁拾粒黃連叁大莖去鬚共研末吹鼻中

膚裂血出

或受胎熱或過温煖內熱外洩也

尊生書以唾津磨鐵繡敷之即止

肚皮青黑

小兒百晬內忽然肚皮青黑乃氣血失養風寒乘之危惡之候也百晬外亦有此證

簡易備驗方。以好燒酒和胡粉敷之。胡粉卽搽面之鉛粉也。

保幼大全。大青爲末。納口中。以無灰酒送下。

灸法。灸臍左右上下各半寸。并鳩尾骨壹寸。凡五處各叁壯。

遍身腫泡

小兒初生。遍身發泡如魚脬。光如水晶。破則成水流滲。又生者。胎毒也。

急救方。蜜陀僧研末摻壓之。內服蘇合丸。見大治方

體如水晶

初生小兒。胸腹忽然如水晶色。臟腑皆見。俗名蝦蟇

瘟。

大生要旨。熨法。取大蝦蟇陸隻。將四腳紮起。以蝦蟇肚皮在水晶色處。撫摩多次。置兒臍上。再用第貳隻。如前法。更換陸隻。其病即痊。蝦蟇眼皮內有蟾酥。須防其迸出射人。以絹遮其眼額。用畢。將蝦蟇放野池邊。不可害其生也。

遍體如鱗

芽兒皮膚。如蛇皮鱗甲之狀。由於氣血否濇。亦曰胎垢。又曰蛇體。

保幼大全。用白殭蠶去絲嘴為末。煎湯浴之。一如蛇脫。

腎縮入腹

一臘之內。腎縮入腹。乃初生受寒所致。聖惠方用吳茱萸、硫黃各半兩。同大蒜研塗其腹。仍以蛇牀子煙薰之。

陰囊腫墜

初生陰囊光腫。墜下不收。有皮潰而核欲墜者。小品必效方用紫蘇爲末。患處濕則乾摻之。乾則香油調塗之。神效。

大小便出血

兒生一臘。大小便出血。乃胎中受母蘊熱之氣所致。全幼心鑑。生地黃汁伍柒匙。無灰酒半匙。蜜半匙。

和服。

簡易備驗方。生蒲黃、油頭髮燒灰、各壹錢爲末。或生地黃汁。或米飲調服。

又方。治大便出血。鼈頭壹枚。炙令黃黑爲末。米飲下。

又方。治小便出血。小甘草壹錢。炙黑研末。生地黃汁調服之。

手拳不展

小兒所受肝氣怯弱。致筋脈攣縮。兩手伸展無力也。

薏苡丹。用薏苡仁湯浸去皮研細。當歸酒洗焙。秦艽、防風、棗仁炒、羌活、各等分。共爲細末。如龍眼

大每服壹粒以荆芥湯入麝香少許化下

衞生要訣用性急子即鳳仙子也爲末酒煎洗一日次日以當歸鈎藤水煎洗如法互易

又方用鳥雀爪燒灰酒調搽手心

脚拳不展 附足指向後

兒在胞母臟腑有積冷或爲風邪所乘生後血氣未榮故脚指拳縮不展或因母娠時因病不能行步日惟盤坐子母一氣相通形隨氣化故亦如是

必效方海桐皮當歸人參牛膝酒炒牡丹皮熟地黄補骨脂獨活各等分共爲末和勻每服壹錢用葱白叁寸薑壹片煎湯調服

衞生要訣。用牛膝叁觔。黃酒拾伍觔。煎叁炷香。日以酒洗足。

又方。用轎夫韈底燒灰。每日酒調服之。

大生要旨。治足指向後。用軟綿捲如棍子。紮兒膝後灣內。再用木瓜湯。常常洗熨之。日久筋長舒展。則自能伸也。

胎毒

胎毒者。非尋常瘡癬比也。父母楊梅蒻毒所遺。或房術熱藥所感。中於先天有生之初。身現紅點。或因熱湯洗浴。烘薰衣物。外熱觸動。內毒暴發。忽然頭面腹背手足等處。斑爛膿血。最難救治。若早治得宜。可保十之三四。切勿惟從外治。致毒內攻。卒成不救也。

外科正宗。治小兒受父母霉毒。赤剝斑爛。以土茯苓熬濃汁。調人中黃末。每日數次。其服錢許。爲妙。用後用幼科良方外搽法。治之宜早。遲則遍身皆瘡。百不一治矣。

清涼膏 見初生無皮

陳遠公治法。小兒初生。或半歲。或一二歲。胎受惡毒。身發大瘡。內治用金銀花貳兩。生甘草、天花粉、黃蘗、錦地羅、各叁錢。人參貳錢。水煎服。貳劑。外治用蝸牛、生甘草、兒茶、樟腦、黃丹、水粉、枯礬、各叁錢。冰片。輕粉。各壹錢。地龍糞伍錢。麝香叁

分。共爲細末、麻油調敷。輕者單用煎方、重者內外合治。無不可救也。按煎方分兩宜酌減

幼科良方內用眞西黃叁分、硃砂水飛、雄黃、各柒分。乳香去油、沒藥去油、各伍分。麝香壹分。山慈姑壹錢。共爲末。蜜丸重叁分。金銀花湯每日調服壹丸。取愈。外用搽方。白蘆甘石煅過淬入黃連汁內叁次、童便內肆次。壹兩。赤石脂煅壹兩。紫甘蔗皮燒灰存性、兒茶各伍錢。黃柏將猪膽汁塗炙柒次。柒錢。眞菉豆粉炒叁錢。氷片伍分。共研細。用蔴油入雞蛋黃壹枚煎黑去滓候冷調搽取愈。

大全方。以鼈甲煅存性研細。麻油調敷。

又方。兒茶伍錢。焙研。雄猪膽汁調勻。煎滾。冷定。將瘡用甘草湯洗淨。敷之。

秘方。鮮半邊蓮搗汁。掃上。以渣煎湯洗之。

又方。以愼火草搗汁搽之。

胎瘡

小兒胎瘡。因娠婦飲食之毒。七情之火。兒受其氣。發而為瘡。或靨或片。頭面腹背四肢。發無定所。雖較胎毒為輕。然乳母必當戒發物。當忌慾。後乳子。不然。非易言愈也。

湯氏方。春用柳條、荊芥、夏用棗葉、槐枝、秋冬用苦

參煎湯洗胎瘡癬

尊生書乳母服藥方苦參貳錢羌活捌分甘草肆分連翹防風荆芥牛蒡子金銀花各壹錢共和水煎服十劑

簡易備驗方生甘草金銀花各壹兩眞牛黄壹錢爲末每服貳叁分乳汁調下

得效方黄芩黄連白礬俱生用雄黄各伍錢松香貳錢爲末癢甚加銅綠貳錢乾摻患處或用香油調敷之疥瘡宜加枯礬叁錢

尊生書不拘何處以桐油調胡粉塗之

又方用大黄捌兩甘草肆兩當歸貳兩樸硝貳兩

共研濃汁。以青布作小衫二件。藥汁煮。收入陰乾。早晚换服。再煮。以愈爲度。

經驗良方治胎瘡滿頭。用水邊烏桕樹根。曬研。入雄黄末少許。香油調搽。

外臺秘要以葵根燒末敷之。

必效方松香貳兩。蛤粉伍錢。青黛貳錢半。爲末。用桕燭油調敷。或乾摻之。或加輕粉、枯礬各叁錢。

胎癬

胎中受毒。落草受風。致生奶癬。或起眉端。或生頭頂。延至遍身。早治易愈。

保幼大全用藁本煎湯浴之。并以浣衣。又方以殭蠶。不拘多少。去嘴研末。煎湯浴之。

直指方。以猪脂和輕粉抹之。

千金方。蛇牀子杵末。和猪脂塗之。

聖惠方。先以葱鹽湯洗淨。用桑木蛀屑。燒存性。入輕粉等分。香油和敷之。

外臺秘要。用蟾酥、燒灰、猪脂和敷。

儒門事親。用白膠香、黃柏、輕粉等分爲末。羊骨髓和敷。

奇方纂類。先用粗碗一隻。以厚綿紙糊口。刺眼一二十。將細米糠壹合。高堆在紙上。中開一窩。將炭火種放在內。燃著糠。候燒勿至紙。即去糠。取碗內煙油。用麻絲刮破癬搽之。

文蛤散。治搔癢不絕者。用文蛤肆兩。輕粉伍錢。點紅川椒貳兩。先將文蛤打碎。入鍋內炒黃色。次下川椒。同炒黑色。煙起爲度。入磁器封口存性。次日入輕粉。研爲細末。香油調搽。

烏雲膏。用松香貳兩。硫黃壹兩。研勻。香油拌如糊。攤毛青布上半指厚。捲緊成條。用線密紮。再用香油泡一日。取出。刮去浮油。以火點著。一頭朝下。用碗接之。布灰陸續剪去。將滴下油。浸冷水中一宿。出火毒。搽之。

紅絲瘡

紅絲瘡者。雖非丹胗。其毒實同。多生於兩手中指上。男左女右則尤甚也。其狀但一水泡清澄光瑩如小雞頭大。其底下瀸瀸然數十小鍼孔不癢不痛都無妨礙。邊旁有一絲脈如紅絲隱隱在皮裏。其行甚速。循臂而上。過肘則危至心則死。人多不知此病芽兒患此害命。父母尚以爲死於急驚。豈不寃哉。有此症者。急以鍼迎頭挑斷出血。病者知痛則可救。若挑至骨亦無生血者不治。

救急良方。挑破出血後。或挖耳塞封之。或嚼白梅封之。或用葱白搗爛敷之。加綿紙覆之。或嚼浮萍草敷之。絲卽不行而愈。

聖惠方。急就其泡上。灼艾數十壯。仍於絲上數處挑斷得生血乃生。

猴疳瘡

。猴疳者。狀如圓癬色紅。從臂而起。漸及遍身四圍皮脫中露赤肉。若猴之狀。乃胎中毒邪。畜於腎臟而發。不急治。必死。此證切忌洗浴只用軟綿帛蘸甘草湯揩淨用藥。

醫通方。大川連、生甘草、各陸分。乳香、沒藥、並炙。雄黃、水飛各肆分。青黛研淨。硃砂水飛各分半。西牛黃壹分。各為細末。和勻。每服壹分。伍釐蜜調燈心湯下。日三服。夜二服。外用淨青黛貳錢黃柏徽炒閉口連翹炒黑、人中白火煅醋淬、各壹錢土貝母去心炒褐色伍錢其爲末和勻臨用入西牛黃氷片各伍分麻油調敷神效按用蟹殼瓦上炙黑橄欖核燒存性等分研末加氷片少許將甘草湯拭淨雞子清調塗屢試神效

二粉散菉豆粉壹兩標硃壹錢氷片叁分輕粉壹分伍釐共爲細末將金汁調鵞毛蘸敷上如無金汁雪水亦可或用燈心甘草湯亦可

胎瘤

兒初生頭上胸乳間腫起大如饅頭小如梅李此胎中蘊熱更兼血瘀凝滯而成須候小兒滿月以外方可用鍼刺破放出赤豆汁或膿汁其腫卽消若滿月

後生者。必待膿鼓熟透再鍼。內服五福化毒丹。方見大治

背竅

小兒初生。背上有大孔竅一二箇。其內有膜完護臟腑者。得生。如無膜露見臟腑者。卽死無救。如有膜者以補中益氣湯與產母服之。兒自能長完。

補中益氣湯。用人參、黃芪、各捌分。白朮、甘草、陳皮、各伍分。升麻、柴胡、各叁分。當歸伍分。水煎服。

湮尻瘡

初生小兒。手足頤下。頰肢窩腿丫內。濕熱之氣。蘊積湮爛成瘡。此乃乳母看顧不周所致。不可用他藥。只用伏龍肝一味。不拘多少。研細乾摻。以紙隔之。

大治方

青蒿丸。治小兒百病。白露節前。取青蒿莖內青蟲柒條。飛淨硃砂壹錢。輕粉伍分。研不見星。同蟲研極爛。丸如黍米大。每服柒丸。百晬以外服拾肆丸。將人乳研開。塗兒口中。與乳過下。

紫霜丸。代赭石壹兩。火煅醋淬三五次。研細末。赤石脂壹兩。杏仁陸拾粒。去皮尖。研。巴豆叁拾粒。去油膜。共爲末。飯丸如麻子大。日服三丸。開水下。

黑白散。黑丑、白丑。俱半生半炒。大黃、檳榔、陳皮。各伍錢。甘草叁錢。元明粉貳錢。除檳榔不見火。餘五味焙研細。合檳榔末、元明粉、和勻。每服伍分蜜湯調服。

蘇合香丸。蘇合香油伍錢。入安息香內。安息香壹兩、另爲末。用無灰酒半觔。熬膏。白檀香、青木香、丁香、沉香、蓽撥、香附子、訶子煨取肉、烏犀尖鎊、硃砂各壹兩。薰薩香、片腦各伍錢。麝香、柒錢半。共爲末。入安息香膏。煉蜜和劑。如芡實大。用開水下。

琥珀抱龍丸。眞琥珀、天竺黃、檀香、細㓟、人參、白茯苓。各壹兩。粉草叁兩去節。枳殼、枳實麩炒各壹兩。硃砂伍錢飛。陳膽星壹兩。山藥壹觔。金箔百片。研極細新汲水為丸。硃砂為衣。梧子大。每服壹丸薄荷湯下。

保嬰易知錄下終

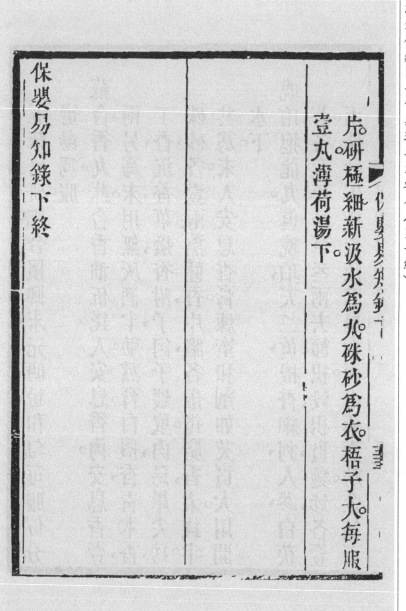

小兒藥證眞訣原序

醫之爲藝誠難矣而治小兒爲尤難自六歲以下黃帝不載其說始有顱顖經以占壽夭死生之候則小兒之病雖黃帝猶難之其難一也脈法雖曰八至爲和平十至爲有病然小兒脈微難見醫爲持脈又多驚啼而不得其審其難二也脈既難憑必資外證而其骨氣未成形聲未正悲啼喜笑變態不常其難三也問而知之醫之上也而小兒多未能言言亦未足取信其難四也臟腑柔弱易虛易實易寒易熱又所用多犀珠龍麝醫苟難辨何以已疾其難五也種種隱奧其難固多余嘗致思于此又目見庸醫妄施方

藥而救之者十常四五良可哀也蓋小兒治法散在諸書又多出于近世臆說汗漫難據求其要妙豈易得哉太醫丞錢乙字仲陽汶上人其治小兒該括古今又多自得著名于時其法簡易精審如指諸掌先子治平中登第調須城尉識之余方六歲時病驚癇癖瘕屢至危殆皆仲陽拯之良愈是時仲陽年向少不肯輕傳其書余家所傳者纔十餘方耳大觀初余筮仕汝海而仲陽老矣于親舊間始得說[redacted]數十條後六年又得雜方蓋晚年所得益妙比于京師復見別本然旋著旋傳皆雜亂初無紀律互有得失[redacted]得參校焉其先後則次之重複則削之訛謬則正之[redacted]

語則易之上卷脈證治法中卷記嘗所治病下卷諸
方而書以全于是古今治小兒之法不可以加矣余
念博愛者仁者之用心幼幼者聖人之遺訓此恵可
不廣耶將傳之好事者使幼者免横夭之苦老者無
哭子之悲此余之志也因以明仲陽之術于無窮宣
教郎大梁閻季忠序

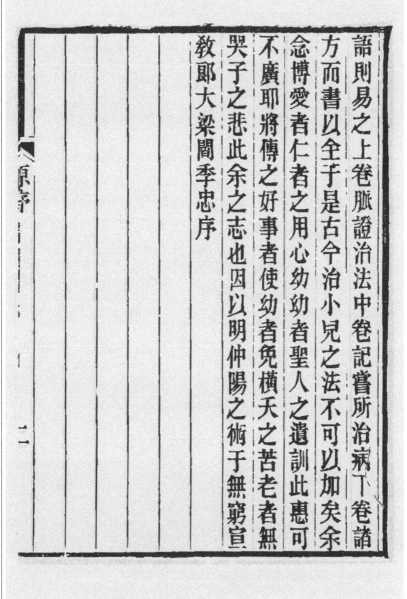

序　二

小兒藥證直訣目錄

卷上○脉證治法

瀉心湯　生犀散
白餅子又名玉餅子　利驚圓
括蔞湯　五色圓
調中圓　塌氣圓
木香圓　胡黃連圓
蘭香散　白粉散
消積散　安蟲散
紫霜圓　止汗散
香苽圓　花火膏
白玉散　牛黃膏
牛黃圓　玉露散又名甘露散

附方目錄

閻孝忠

藥方

升麻葛根湯

惺惺散　消毒散

黃蘗膏　胡荽酒

四聖散　又方藍根散

治瘡疹倒靨黑陷　又方

治伏熱在心或誤服熱藥

甘露飲子　白虎湯

調肝散　治瘡疹入眼

治瘡疹入眼成瞖　又方

治口瘡　治癑耳

金液丹　又方

青州白圓子　小柴胡湯

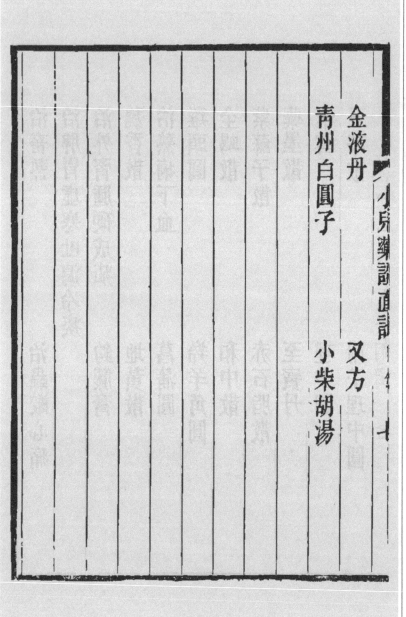

錢氏小兒藥證直訣上　保赤彙編十

閻孝忠集

脈證治法

小兒脈法

脈亂不治　氣不和弦急　傷食沉緩　虛驚促急

風浮　冷沉細

變蒸

小兒在母腹中乃生骨氣五臟六腑成而未全自生之後即長骨脈五臟六腑之神智也變者易也（巢源云上多變氣）又生變蒸者自內而長自下而上又身熱故以生之日後三十二日一變變每畢即情性有異于前

何者長生腑臟智意故也何謂三十二日長骨添精神人有三百六十五骨除手足中四十五碎骨外有三百二十數自生下骨一日十段而上之十日百段三十二日計三百二十段爲一遍亦曰一蒸骨之餘氣自腦分入齦中作三十二齒而齒牙有不及三十二數者由變不足其常也或二十八日卽至長二十八齒已下倣此但不過三十二之數也凡一周遍乃發虛熱諸病如是十周則小蒸畢也計三百二十日生骨氣乃全而未壯也故初三十二日一變生腎生志六十四日再變生膀胱其發耳與骫冷腎與膀胱俱主于水水數一故先變生之九十六日三變生心

喜一百二十八日四變生小腸其發汗出而微驚心
爲火火數二一百六十日五變生肝哭一百九十二
日六變生膽其發目不開而赤肝主木木數三二百
二十四日七變生肺聲二百五十八日八變生大腸
其發膚熱而汗或不汗肺屬金金數四二百八十八
日九變生脾智三百二十日十變生胃其發不食腸
痛而吐乳此後乃齒生能言知喜怒故云始全也太
倉云氣入四肢長碎骨于十變後六十四日長其經
脉手足並受血故能持物足立能行也經云變且蒸
謂蒸畢而足一歲之日也師日不汗而熱者發其汗
大吐者微下不可餘治是以小兒須變蒸蛻齒者如

花之易苗所謂不及三十二齒由變之不及齒當與變日相合也年壯而視齒方明

五臟所主

心主驚實則叫哭發熱飲水而搐虛則臥而悸動不安

肝主風實則目直大叫呵欠項急頓悶虛則咬牙多欠氣熱則外生氣溫則內生氣

脾主困實則困睡身熱飲水虛則吐瀉生風

肺主喘實則悶亂喘促有飲水者有不飲水者虛則哽氣長出氣

腎主虛無實也惟瘡疹腎實則變黑陷

更當別虛實證假如肺病又見肝證咬牙多呵欠者易治肝虛不能勝肺故也若目直大叫哭項急頓悶者難治蓋肺久病則虛冷肝强實而反勝肺也視病之新久虛實虛則補母實則瀉子

五臟病

肝病哭叫目直呵欠頓悶項急

心病多叫哭驚悸手足動搖發熱飲水

脾病困睡洩瀉不思飲食

肺病悶亂哽氣長出氣氣短喘急

腎病無精光畏明體骨重

肝外生感風

呵欠頓悶口中氣熱當發散大青膏主之若能食飲水不止當大黃圓微下之餘不可下

肝熱

手尋衣領及亂捻物瀉青圓主之壯熱飲水喘悶瀉白散主之

肺熱

手掐眉目鼻面甘桔湯主之

肺盛復有風冷

胸滿短氣氣急喘嗽上氣當先散肺後發散風冷散肺瀉白散大青膏主之肺只傷寒則不胸滿

肺虛熱

脣深紅色治之散肺虛熱少服瀉白散

肺臟怯

脣白色當補肺阿膠散主之若悶亂氣麄喘促哽氣者難治肺虛損故也

脾肺病久則虛而脣白脾者肺之母也母子皆虛不能相營故名曰怯肺主脣白白而澤者吉白如枯骨者死

心熱

視其睡口中氣温或合面睡及上竄咬牙皆心熱也導赤散主之

心氣熱則心胸亦熱欲言不能而有就冷之意故合

面臥

心實

心氣實則氣上下行澀合臥則氣不得通故喜仰臥則氣得上下通也瀉心湯主之

腎虛

兒本虛怯由胎氣不成則神不足目中白睛多其顱即解顖開也面色皝白此皆難養縱長不過八八之數若恣色慾多不及四旬而亡或有因病而致腎虛者非也腎氣不足則下竄蓋骨重惟欲墜於下而縮身也腎水陰也腎虛則畏明皆宜補腎地黃圓主之

面上證

左顋爲肝　右顋爲肺　額上爲心

鼻爲脾　頦爲腎　赤者熱也隨證治之

目內證

赤者心熱導赤散主之

淡紅者心虛熱生犀散主之

靑者肝熱瀉靑圓主之淺淡者補之

黃者脾熱瀉黃散主之

無精光者腎虛地黃圓主之

肝病勝肺

肝病秋見一作日晡肝强勝肺肺怯不能勝肝當補脾肺治肝益脾者母令子實故也補脾益黃散治肝瀉靑

圓主之

肺病勝肝

肺病春見一作早辰肺勝肝當補腎肝治肺臟肝怯者受病也補肝腎地黄圓治肺瀉白散主之

肝有風

目連劄不搐得心熱則搐治肝瀉青圓治心導赤散主之

肝有熱

目直視不搐得心熱則搐治肝瀉青圓治心導赤散主之

肝有風甚

身反折強直不搐心不受熱也當補腎治肝補腎地黄圓治肝瀉青圓主之

凡病或新或久皆引肝風風動而止于頭目目屬肝風入于目上下左右如風吹不輕不重兒不能任故目連劄也若熱入于目牽其筋脈兩眥俱緊不能轉視故目直也若得心熱則搐以其子母俱有實熱風火相搏故也治肝瀉青圓治心導赤散主之

驚癎發搐

男發搐目左視無聲右視有聲女發搐目右視無聲左視有聲相勝故也更有發時證

早辰發搐

因潮熱寅卯辰時身體壯熱上視手足動搖口內生熱涎項頸急此肝旺當補腎治肝也補腎地黃圓治肝瀉青圓主之

日午發搐

因潮熱巳午未時發搐心神驚悸目上視白睛赤色牙關緊口內涎手足動搖此心旺也當補肝治心治心導赤散涼驚圓補肝地黃圓主之

日晚發搐

因潮熱申酉戌時不甚搐而喘目微斜視身體似熱睡露睛手足冷大便淡黃水是肺旺當補脾治心肝補脾益黃散治肝瀉青圓治心導赤散主之

夜間發搐

因潮熱亥子丑時不甚搐而臥不穩身體溫壯目睛緊斜覷喉中有痰大便銀褐色乳食不消多睡不納津液當補脾治心補脾益黃散治心導赤散涼驚圓主之

傷風後發搐

傷風後得之口中氣出熱呵欠頓悶手足動搐當發散大青膏主之小兒生本怯者多此病也

傷食後發搐

傷食後得之身體溫多唾多睡或吐不思飲食而發搐當先定搐搐退白餅子下之後服安神圓

百日內發搐

眞者不過三兩次必死假者發頻不爲重眞者內生驚癇假者外傷風冷蓋血氣未實不能勝任乃發搐也欲知假者口中氣出熱也治之可發散大青膏主之及用塗顖浴體法

急驚

因聞大聲或大驚而發搐發過則如故此無陰也當下利驚圓主之

小兒急驚者本因熱生于心身熱面赤引飲口中氣熱大小便黃赤劇則搐也蓋熱甚則風生風屬肝此陽盛陰虛也故利驚圓主之以除其痰熱不可與巴

豆及溫藥大下之恐搐虛熱不消也小兒客痰熱于心胃因聞聲非常則動而驚搐矣若熱極雖不因聞聲及驚亦自發搐

慢驚

因病後或吐瀉脾胃虛損徧身冷口鼻氣出亦冷手足時瘈瘲昏睡睡露睛此無陽也括蔞湯主之

凡急慢驚陰陽異證切宜辨而治之急驚合涼瀉慢驚合溫補世間俗方多不分別誤小兒甚多又小兒傷于風冷病吐瀉醫謂脾虛以溫補之不已復以涼藥治之又不能已謂之本傷風醫亂攻之因脾氣卽虛內不能散外不能解至十餘日其證多睡露睛身

温風在脾胃故大便不聚而爲瀉當去脾間風風退則利止宣風散主之後用史君子圓補其胃亦有諸吐利久不差者脾虛生風而成慢驚

五癇

凡治五癇皆隨臟治之每臟各有一獸並五色圓治小病也

犬癇反折上竄犬叫肝也

羊癇目瞪吐舌羊叫心也

牛癇目直視腹滿牛叫脾也

雞癇驚跳反折手縱雞叫肺也

猪癇如尸吐沫豬叫腎也

五癎重者死病後甚者亦死

瘡疹候

面燥腮赤目胞亦赤呵欠頓悶乍涼乍熱咳嗽嚏噴手足稍冷夜臥驚悸多睡並瘡疹證此天行之病也惟用溫涼藥治之不可妄下及妄攻發受風冷五臟各有一證

肝臟水疱　肺臟膿疱　心臟斑

脾臟疹　歸腎變黑

惟斑疹病後或發癎餘瘡難發癎矣木勝脾木歸心故也若涼驚用涼驚圓溫驚用粉紅圓

小兒在胎十月食五臟血穢生下則其毒當出故瘡

疹之狀皆五臟之液肝主淚肺主涕心主血脾爲裹血其瘡出有五名肝爲水疱以淚出如水其色青小肺爲膿疱以涕稠濁色白而大心爲斑主心血色赤而小次于水疱脾爲疹小次斑瘡其主裹血故色赤黄淺也涕淚出多故膿疱水疱皆大血營于內所出不多故斑疹皆小也病疱者淚涕俱少譬胞中容水水去則瘦故也

始發潮熱三日以上熱運入皮膚卽發瘡疹而不甚多者熱留膚腠之間故也潮熱隨臟出如早食潮熱不已爲水疱之類也

瘡疹始出之時五臟證見惟腎無候但見平證耳尻

涼耳涼是也尻耳俱屬于腎其居北方主冷也若瘡黑陷而耳尻反熱者爲逆也若用百祥圓牛李膏各三服不愈者死病也

凡瘡疹若出辨視輕重若一發便出盡者必重也瘡夾疹者半輕半重也出稀者輕裏外肥紅者輕外黑裏赤者微重也外白裏黑者大重也瘡端裏黑點如針孔者勢劇也青乾紫陷昏睡汗出不止煩燥熱渴腹脹啼喘大小便不通者困也凡瘡疹當乳母愼口不可令飢及受風冷必歸腎而變黑難治也

有大熱者當利小便有小熱者宜解毒若黑紫乾陷者百祥圓下之不黑者愼勿下更看時月輕重大抵

瘡疹屬陽出則爲順故春夏病爲順秋冬病爲逆冬月腎旺又盛寒病多歸腎變黑又當辨春膿疱夏黑陷秋斑子冬疹子亦不順也雖重病猶十活四五黑者無問何時十難救一其候或寒戰噤牙或身黃腫紫宜急以百祥圓下之復惡寒不已身冷出汗耳尻反熱者死病也何以然腎氣大旺脾虚不能治故也下後身熱氣溫欲飲水者可治以脾生勝腎寒去而溫熱也治之宜解毒不可妄下妄下則內虚多歸于腎若能食而痂頭焦起或未焦而喘實者可下之身熱煩渴腹滿而喘大小便澁面赤悶亂大吐此當利小便不差者宣風散下之若五七日痂不焦是內發

熱氣蒸于皮中故瘡不得焦痂也宜宣風散導之用生犀磨汁解之使熱不生必著痂矣

瘡疹由內相勝也惟斑疹能作搐疹爲脾所生脾虛而肝旺乘之木來勝土熱氣相擊動于心神心喜爲熱神氣不安因搐成癇斑子爲心所生心生熱熱則生風風屬于肝二臟相搏風火相爭故發搐也治之當瀉心肝補其母括蔞湯主之

瘡黑而忽瀉便膿血并痂皮者順水穀不消者逆何以然且瘡黑屬腎脾氣本強或舊服補脾藥脾氣得實腎雖用事脾可制之今瘡入腹爲膿血及連痂皮得出是脾强腎退即病出而安也米穀及瀉乳不化

者是脾虛不能制腎故自瀉也此必難治

傷風

昏睡口中氣熱呵欠頓悶當發散與大青膏解不散有下證當下大黃圓主之大飲水不止而善食者可微下餘不可下也

傷風手足冷

脾臟怯也當和脾後發散和脾益黃散發散大青膏主之

傷風自利

脾臟虛怯也當補脾益黃散發散大青膏主之未差調中圓主之有下證大黃圓下之後服溫驚圓

傷風腹脹

脾臟虛也當補脾必不喘後發散仍補脾也去脹塌氣圓主之發散大青膏主之

傷風兼臟

兼心則驚悸

兼肺則悶亂喘急哽氣長出氣嗽

兼腎則畏明

各隨補母臟虛見故也

傷風下後餘熱

以藥下之太過胃中虛熱飲水無力也當生胃中津液多服白朮散

傷寒瘡疹同異

傷寒男體重面黃女面赤喘急憎寒各口中氣熱呵欠頓悶項急也瘡疹則腮赤燥多噴嚏悸動昏倦四肢冷傷寒當發散之治瘡行溫平有大熱者解毒餘見前說

初生三日內吐瀉壯熱

不思乳食大便乳食不消或白色是傷食當下之後和胃下用白餅子和胃用益黃散主之

初生三日已上至十日吐瀉身溫涼

不思乳食大便青白色乳食不消此上實下虛也更有兼見證　肺睡露睛喘氣　心驚悸飲水

脾困倦饒睡　肝呵欠頓悶　腎不語畏明
當瀉見兒兼臟補脾益黃散主之此二證多病于秋
夏也

生下吐

初生下拭掠兒口中穢惡不盡嚥入喉中故吐木瓜
圓主之凡初生急須拭掠口中令淨若啼聲一發則
嚥下多生諸病

傷風吐瀉身溫

乍涼乍熱睡多氣麤大便黃白色嘔吐乳食不消時
欬嗽更有五臟兼見證當煎入臟君臣化大青膏後
服益黃散如先曾下或無下證慎不可下也此乃脾

肺受寒不能入脾也

傷風吐瀉身熱

多睡能食乳飲水不止吐痰大便黃水此爲胃虛熱渴吐瀉也當生胃中津液以止其渴止後用發散藥止渴多服白术散發散大青膏主之

傷風吐瀉身涼

吐沫瀉青白色悶亂不渴哽氣長出氣睡露睛此傷風荏苒輕怯因成吐瀉當補脾後發散補脾益黃散發散大青膏主之此二證多病于春冬也

風溫潮熱壯熱相似

潮熱者時間發熱過時即退來日依時發熱此欲發

驚也壯熱者一向熱而不已甚則發驚癇也風熱者身熱而口中氣熱有風證溫壯者但溫而不熱也

腎怯失音相似

病吐瀉及大病後雖有聲而不能言又能嚥藥此非失音爲腎怯不能上接于陽故也當補腎地黃圓主之失音乃猝病耳

黄相似

身皮目皆黄者黄病也身痛髆背强大小便澀一身盡黄面目指爪皆黄小便如屋塵色看物皆黄渴者難治此黄疸也二證多病于大病後别有一證不因病後身微黄者胃熱也大人亦同又有面黄腹大食

土渴者脾疳也又有自生而身黄者胎疸也古書云諸疸皆熱色深黄者是也若淡黄兼白者胃怯胃不和也

夏秋吐瀉

五月二十五日已後吐瀉身壯熱此熱也小兒臟腑十分中九分熱也或因傷熱乳食吐乳不消瀉深黄色玉露散主之

六月十五日已後吐瀉身温似熱臟腑六分熱四分冷也吐嘔乳食不消瀉黄白色似渴或食乳或不食乳食前少服益黄散食後多服玉露散

七月七日已後吐瀉身温凉三分熱七分冷也不能

食乳多似睡悶亂哽氣長出氣睡露睛脣白多噦欲大便不渴食前多服益黃散食後少服玉露散

八月十五日已後吐瀉身冷無陽也不能食乳乾噦瀉青褐水補脾益黃散主之不可下也

吐乳

吐乳瀉黃傷熱乳也吐乳瀉青傷冷乳也皆當下

虚羸

脾胃不和不能食乳致肌瘦亦因大病或吐瀉後脾胃尚弱不能傳化穀氣也有冷者時時下利唇口青白有熱者溫壯身熱肌肉微黃此冷熱虛羸也冷者木香圓主之夏月不可服如有證則少服之熱者胡

黄連圓主之冬月不可服如有證則少服之

咳嗽

夫嗽者肺感微寒八九月間肺氣大旺病嗽者其病必實非久病也其證面赤痰盛身熱法當以葶藶圓下之若久者不可下也十一月十二月嗽者乃傷風嗽也風從背脊第三椎肺俞穴入也當以麻黄湯汗之有熱證面赤飲水涎熱咽喉不利者宜兼甘桔湯治之若五七日間其證身熱痰盛唾黏者以褊銀圓下之有肺盛者咳而後喘面腫欲飲水有不飲水者其身即熱以瀉白散瀉之若傷風咳嗽五七日無熱證而但嗽者亦葶藶圓主之後用化痰藥有肺虚者

咳而哽氣時時長出氣喉中有聲此久病也以阿膠散補之痰盛者先實脾後以褊銀圓微下之涎退即補肺補肺如上法有嗽而吐水或青綠水者以百祥圓下之有嗽而吐痰涎乳食者以白餅子下之有嗽而咯膿血者乃肺熱食後服甘桔湯久嗽者肺亡津液阿膠散補之咳而痰實不甚喘而面赤時飲水者可褊銀圓下之治嗽大法盛即下之久即補之更量虛實以意增損

諸疳

疳在內目腫腹脹利色無常或沫青白漸瘦弱此冷證也

疳在外鼻下赤爛自揉鼻頭上有瘡不著痂漸遶耳生瘡治鼻瘡爛蘭香散諸瘡白粉散主之

肝疳白膜遮睛當補肝地黃圓主之

心疳面黃頰赤身壯熱當補心安神圓主之

脾疳體黃腹大食泥土當補脾益黃散主之

腎疳極瘦身有瘡疥當補腎地黃圓主之

筋疳瀉血而瘦當補肝地黃圓主之

肺疳氣喘口鼻生瘡當補脾肺益黃散主之

骨疳喜臥冷地當補腎地黃圓主之

諸疳皆依本臟補其母及與治疳藥冷則木香圓熱則胡黃連圓主之

疳皆脾胃病亡津液之所作也因大病或吐瀉後以藥吐下致脾胃虛弱亡津液且小兒病疳皆愚醫之所壞假如潮熱是一臟虛一臟實而內發虛熱也法當補母而瀉本臟則愈假令日中發潮熱是心虛熱也肝爲心母則宜先補肝肝實而後瀉心心得母氣則內平而潮熱愈也醫見潮熱妄謂其實乃以大黃牙硝輩諸冷藥利之利既多矣不能禁約而津液內亡卽成疳也又有病癖其疾發作寒熱飲水脅下有形硬痛治癖之法當漸消磨醫反以巴豆硇砂輩下之小兒易虛易實下之既過胃中津液耗損漸令疳瘦

又有病傷寒五六日間有下證以冷藥下之太過致脾胃津液少即使引飲不止而生熱也熱氣內耗肌肉外消他邪相干證變諸端因亦成疳

又有吐瀉久病或醫妄下之其虛益甚津液燥損亦能成疳

又有肥疳即脾疳也身瘦黃皮乾而有瘡疥其候不一種種異端今略舉綱紀目澀或生白膜脣赤身黃乾或黑喜臥冷地或食泥土身有瘡疥瀉青白黃沫水利色變易腹滿身耳鼻皆有瘡髮鬢作穗頭大項細極瘦飲水皆其證也

大抵疳病當辨冷熱肥瘦其初病者爲肥熱疳久病

者爲瘦冷疳冷者木香圓熱者黄連圓主之冷熱之疳尤宜如聖圓故小兒之臟腑柔弱不可痛擊大下必亡津液而成疳凡有可下量其大小虚實而下之則不至爲疳也初病津液少者當生胃中津液白术散主之唯多則妙餘見下

胃氣不和

面晄白無精光口中氣冷不思食吐水當補脾益黄散主之

胃冷虚

面晄白色弱腹痛不思食當補脾益黄散主之若下利者調中圓主之

積痛

口中氣溫面黄白目無精光或白睛多及多睡畏食或大便酸臭者當磨積宜消積圓甚者當白餅子下之後和胃

蟲痛　虚實腹痛附

面晄白心腹痛口中沫及清水出發痛有時安蟲散主之小兒本怯者多此病

積痛食痛虚痛大同小異惟蟲痛者當口淡而沫自出治之隨其證

蟲與癇相似

小兒本怯故胃虚冷則蟲動而心痛與癇略相似但

目不斜手不搐也安蟲散主之

氣不和

口頻撮當調氣益黃散主之

食不消

脾胃冷故不能消化當補脾益黃散主之

腹中有癖

不食但飲乳是也當漸用白餅子下之

小兒病癖由乳食不消伏在腹中乍涼乍熱飲水或喘嗽與潮熱相類不早治必成疳以其有癖則令兒不食致脾胃虛而發熱故引飲水過多卽蕩滌腸胃亡失津液脾胃不能傳化水穀其脈沈細益不食脾

胃虛衰四肢不舉諸邪遂生鮮不瘦而成疳矣餘見
疳門

虛實腹脹 腫附

腹脹由脾胃虛氣攻作也實者悶亂滿喘可下之用
紫霜圓白餅子不喘者虛也不可下若誤下則脾虛
氣上附肺而行肺與脾子母皆虛肺主目胞腮之類
脾主四肢母氣虛甚卽目胞腮腫也色黃者屬脾也
治之用塌氣圓漸消之未愈漸加圓數不可以丁香
木香橘皮荳蔻大溫散藥治之何以然脾虛氣未出
腹脹而不喘可以散藥治之使上下分消其氣則愈
也若虛氣已出附肺而行卽脾胃內弱每生虛氣入

于四肢面目矣小兒易爲虛實脾虛不受寒溫服寒則生冷服溫則生熱當識此勿誤也胃久虛熱多生疸病或引飲不止脾虛不能勝腎隨肺之氣上行于四肢若水狀腎氣浸浮于肺即大喘也此當服塌氣圓病愈後面未紅者虛衰未復故也

治腹脹者譬如行兵戰寇于林寇未出林以兵攻之必可獲寇若出林不可急攻攻必有失當以意漸收之即順也

治虛腹脹先服塌氣圓不愈腹中有食積結糞小便黃時微喘脈伏而實時飲水能食者可下之葢脾初虛而後結有積所治宜先補脾後下之下後又補脾

卽愈也補肺恐生虛喘

喜汗

厚衣臥而額汗出也止汗散主之

盜汗

睡而自汗出肌肉虛也止汗散主之遍身汗香瓜圓主之

夜啼

脾臟冷而痛也當與温中藥及以法禳之花火膏主之

驚啼

邪熱乘心也當安心安神圓主之

弄舌

脾臟微熱令舌絡微緊時時舒舌治之勿用冷藥及下之當少與瀉黃散漸服之亦或飲水醫疑爲熱必冷藥下之者非也飲水者脾胃虛津液少也又加面黃肌瘦五心煩熱卽爲疳瘦宜胡黃連圓輩大病未已用藥弄舌者凶

丹瘤

熱毒氣客於腠理搏於血氣發於外皮上赤如丹當以白玉散塗之

解顱

生下而顖不合腎氣不成也長必少笑更有目白睛

多皖白色瘦者多愁少喜也餘見腎虛

太陽虛汗

上至頭下至項不過胸也不須治之

胃怯汗

上至項下至臍此胃虛當補胃益黃散主之

胃啼

小兒筋骨血脈未成多哭者至小所有也

胎肥

生下肌肉厚遍身血色紅滿月以後漸漸肌瘦目白睛粉紅色五心熱大便難時時生涎浴體法主之

胎怯

生下面色無精光肌肉薄大便白水身無血色時時哽氣多噦目無精彩當浴體法主之

胎熱

生下有血氣時叫哭身壯熱如淡茶色目赤小便赤黄糞稠急食乳浴法主之更别父母肥瘦肥不可生瘦瘦不可生肥也

急欲乳不能食

因客風熱入兒臍流入心脾經即舌厚脣燥口不能乘乳當涼心脾

龜背龜胸

肺熱脹滿攻于胸膈即成龜胸又乳母多食五辛亦

成也

兒生下客風入脊逐于骨髓卽成龜背治之以龜尿點節骨取尿之法當蓮葉安龜在上後用鏡照之自尿出以物盛之

腫病

腎熱傳於膀胱膀胱熱盛逆於脾胃脾胃虛而不能制腎水反尅土脾隨水行脾主四肢故流走而身面皆腫也若大喘者重也何以然腎大勝而尅退脾土上勝心火心又勝肺肺爲心尅故喘或問曰心刑肺肺本見虛今何喘實曰此有二一者肺大喘此五臟逆二者腎水氣上行傍浸於肺故令大喘此皆難治

五臟相勝輕重

肝臟病見秋木旺肝强勝肺也宜補肺瀉肝輕者肝病退重者脣白而死

肺病見春金旺肺勝肝當瀉肺輕者肺病退重者目淡青必發驚更有赤者當搐爲肝怯當目淡青色也

心病見冬火旺心强勝腎當補腎治心輕者病退重者下竄不語腎虛怯也

腎病見夏水勝火腎勝心也當治腎輕者病退重者悸動當搐也

脾病見四旁皆倣此治之順者易治逆者難治脾怯當面目赤黃五臟相反隨證治之

雜病證

目赤兼青者欲發搐

目直而青身反折強直者生驚

咬牙甚者發驚

口中吐沫水者後必蟲痛

昏睡善嚏悸者將發瘡疹

吐瀉昏睡露睛者胃虛熱

吐瀉昏睡不露睛者胃實熱

吐瀉乳不化傷食也下之

吐沫及痰或白綠水皆胃虛冷

吐稠涎及血皆肺熱久則虛

瀉黃紅赤黑皆熱赤亦毒
瀉青白穀不化胃冷
身熱不飲水者熱在外　身熱飲水者熱在內
口噤不止則失音遲聲亦同
長大不行行則脚細　齒久不生生則不固
髮久不生生則不黑　血虛怯爲冷所乘則脣青
尿深黃色久則尿血
小便不通久則脹滿當利小便
洗浴拭臍不乾風入作瘡令兒撮口甚者是脾虛
吐涎痰熱者下之　吐涎痰冷者溫之
先發膿疱後發斑子者逆

先發膿疱後發疹子者順

先發水疱後發疹子者逆

先發膿疱後發水疱多者順少者逆

先水疱後斑子多者逆少者順

先疹子後斑子者順

凡瘡疹只出一般者善

胎實面紅目黑睛多者多喜笑

胎怯面黃目黑睛少白睛多者多哭

凡病先虛或下之合下者先實其母然後下之假令肺虛而痰實此可下先當益脾後方瀉肺也

大喜後食乳食多成驚癇

大哭後食乳食多成吐瀉

心痛吐水者蟲痛　心痛不吐水者冷心痛

吐水不心痛者胃冷

病重面有五色不常不澤者死

呵欠面赤者風熱　呵欠面青者驚風

呵欠面黃者脾虛驚　呵欠多睡者內熱

呵欠氣熱者傷風

熱證疎利或解化後無虛證勿溫補熱必隨生

不治證

目赤脈貫瞳人　胸膛及陷　鼻乾黑　魚口氣急

吐蟲不定　瀉不定精神好　大渴不定止之又渴

吹鼻不嚏　病重口乾不睡　時氣脣上青黑點

頰深赤如塗臙脂　鼻開張　喘急不定

錢氏小兒藥證直訣上

錢氏小兒藥證直訣中　保赤彙編

李寺丞子三歲病搐自卯至巳數醫不治後召錢氏視之搐目右視大叫哭李曰何以搐右錢曰逆也李曰何以逆曰男爲陽而本發左女爲陰而本發右若男目左視發搐時無聲右視有聲女發時右視無聲左視有聲所以然者左肝右肺肝木肺金男目右視肺勝肝也金來刑木二臟相戰故有聲也治之瀉其強而補其弱心實者亦當瀉之肺虛不可瀉肺虛之候悶亂哽氣長出氣此病男反女故男易治於女也假令女發搐目左視肺之勝肝又病在秋卽肺兼旺位肝不能任故哭叫當大瀉

其肺然後治心續肝所以俱言目反直視乃肝主目也凡搐者風熱相搏于內風屬肝故引見之於目也錢用瀉肺湯瀉之二日不悶亂當知肺病退後下地黄圓補腎三服後用瀉青圓涼驚圓各二服凡用瀉心肝藥五日方愈不妄治也又言肺虛不大瀉者何也曰設令男目右視木反尅金肝旺勝肺而但瀉肝若更病在春夏金氣極虛故當補其肺愼勿瀉也

廣親宅七太尉方七歲潮熱數日欲愈錢謂其父二大王曰七使潮熱將安八使預防驚搐王怒曰但使七使愈勿言八使病錢曰八使過來日午間即

無苦也次日午前八使果作急搐召錢治之三日而愈蓋預見目直視而顋赤必肝心俱熱更坐石机子乃欲冷此熱甚也肌膚素肥盛脉又急促故必驚搐所言語時者自寅至午皆心肝所用事時治之瀉心肝補腎自安矣

李司戶孫病生百日發搐三五次請衆醫治作天鈎或作胎驚癇皆無應者後錢用大青膏如小豆許作一服發之復與塗顖法封之及浴法三日而愈何以然嬰兒初生肌骨嫩怯被風傷之子不能任故發搐頻發者輕也何者客風在內每遇不任卽搐搐稀者是內藏發病不可救也搐頻者宜散風

冷故用大青膏不可多服蓋兒至小易虛易實多
即生熱止一服而已更當封浴無不效者
東都王氏子吐瀉諸醫藥下之至虛變慢驚其候睡
露睛手足瘛瘲而身冷錢曰此慢驚也與栝蔞湯
其子胃氣實即開目而身溫王疑其子不大小便
令諸醫以藥利之醫留八正散等數服不利而身
復冷令錢氏利小便錢曰不當利小便利之必身
冷王曰已身冷矣因抱出錢曰不能食而胃中虛
若利大小便即死久即脾胃俱虛當身冷而閉目
幸胎氣實而難衰也錢用益黃散使君子圓四服
令微飲食至日午果能飲食所以然者謂利大小

便脾胃虛寒當補脾不可別攻也後又不語諸醫作失音治之錢曰既失音開目而能飲食又牙不緊而口不緊也諸醫不能曉錢以地黃圓補腎所以然者用清藥利小便致脾腎俱虛今脾已實腎虛故補腎必安治之半月而能言一月而痊也

東都藥鋪杜氏有子五歲自十一月病嗽至三月未止始得嗽而吐痰乃外風寒搐入肺經今肺病嗽而吐痰風在肺中故也宜以麻黃輩發散後用涼藥壓之即愈時醫以鐵粉圓半夏圓褊銀圓諸法下之其肺即虛而嗽甚至春三月間尚未愈召錢氏視之其候面青而光嗽而喘促哽氣又時長出

氣錢曰痰困拾以捌玖所以然者面青而光肝氣旺也春三月者肝之位也肺衰之時也嗽者肺之病肺之病蓋自十一月至三月久卽虛痿又曾下之脾肺子母也復爲肝所勝此爲逆也故嗽而喘促哽氣長出氣也錢急與瀉青圓瀉後與阿膠散實肺次日面青而不光錢又補肺而嗽如前錢又瀉肝瀉肝未已又加肺虛唇白如練錢曰此病必死不可治也何者肝大旺而肺虛熱肺病不得其時而肝勝之今三瀉肝而肺病不退三補肺而肺證猶虛此不久生故言死也此證病於秋者十救三四春夏者十難救一果大喘而死

京東轉運使李公有孫八歲病嗽而胸滿短氣醫者言肺經有熱用竹葉湯牛黃膏各貳服治之三日加喘錢曰此肺氣不足復有寒邪即使喘滿當補肺脾勿服涼藥李曰醫已用竹葉湯牛黃膏錢曰何治也醫曰退熱退涎錢曰何熱所作曰肺經熱而生嗽嗽久不除生涎錢曰本虛而風寒所作何熱也若作肺熱何不治其肺而反調心蓋竹葉湯牛黃膏治心藥也醫有慚色錢治愈

東都張氏孫九歲病肺熱他醫以犀珠龍麝生牛黃治之一月不愈其證嗽喘悶亂飲水不止全不能食錢氏用史君子圓益黃散張曰本有熱何以又

行溫藥他醫用涼藥攻之一月尚無效錢曰涼藥久則寒不能食小兒虛不能食當補脾候飲食如故卽瀉肺經病必愈矣服補脾藥二日其子欲飲食錢以瀉白散瀉其肺遂愈十分張曰何以不虛錢曰先實其脾然後瀉肺故不虛也

睦親宮十太尉病瘡疹衆醫治之王曰疹未出屬何臟腑一醫言胃大熱一醫言傷寒不退一醫言在母腹中有毒錢氏曰若言胃熱何以乍涼乍熱若言母腹中有毒發屬何臟也醫曰在脾胃錢曰旣在脾胃何以驚悸醫無對錢曰夫胎在腹中月至六七則已成形食母穢液入兒五臟食至十月滿

胃脘中至生之時口有不潔產母以手拭淨則無疾病俗以黄連汁壓之云下臍糞及涎穢也此亦母之不潔餘氣入兒臟中本先因微寒入而成瘡疹未出五臟皆見病症內壹臟受穢多者乃出瘡疹初欲病時先呼欠頓悶驚悸乍涼乍熱手足冷痺面顋燥赤欬嗽時嚏此五臟證具也呵欠頓悶肝也時發驚悸心也乍涼乍熱手足冷脾也面目顋頰赤嗽嚏肺也惟腎無候以在腑下不能食穢故也凡瘡疹乃五臟毒若出歸一證則肝水疱肺膿疱心斑脾疹惟腎不食毒穢而無諸證瘡黑者屬腎由不慎風冷而不飽內虛也又用抱龍圓數

服愈其別無他候故未發出則見五臟證已出則歸一臟也

四大王宮五太尉因墜鞦韆發驚搐醫以發熱藥治之不愈錢氏曰本急驚後生大熱當先退其熱以大黃圓玉露散惺惺圓加以牛黃龍麝解之不愈至三日肌膚尚熱錢曰更二日不愈必發斑瘡蓋熱不能出也他醫初用藥發散發散入表表熱卽斑生本初驚時當用利驚藥下之今發散乃逆也後二日果斑出以必勝膏治之七日愈

睦親宅一大王病瘡疹始用一李醫又召錢氏錢留抱龍圓三服李以藥下之其疹稠密錢見大驚曰

若非轉下則爲逆病王言李以用藥下之錢曰瘡疹始出未有他證不可下也但當用平和藥頻與乳食不受風冷可也如瘡疹三日不出或出不快卽微發之微發不出卽加藥不出卽大發之如大發後不多及脉平無證者卽瘡本稀不可更發也有大熱者當利小便小熱者當解毒若出快勿發勿下故止用抱龍圓治之瘡痂若起能食者大黄圓下一二行卽止今先下一日瘡疹未能出盡而稠密甚則難治此悞也縱得安其病有三一者疥二者癰三者目赤李不能治經三日黑陷復召錢氏曰幸不發寒而病未困也遂用百祥圓治之以

牛李膏爲助若黑者歸腎也腎王勝脾土不尅水故脾虛寒戰則難治所用百祥圓者以瀉膀胱之腑腑若不實臟自不盛也何以不瀉腎曰腎主虛不受瀉若二服不效即加寒而死

皇都徐氏子三歲病潮熱每日西則發搐身微熱而目微邪反露睛四肢冷而喘大便微黃錢與李醫同治錢問李曰病何搐也李曰有風何身熱微溫曰四肢所作何目斜露睛曰搐則目斜何肢冷曰冷厥必內熱曰何喘曰搐之甚也曰何以治之曰嚏驚圓鼻中灌之必搐止錢又問曰既謂風病溫壯搐引目斜露睛內熱肢冷及搐甚而喘併以何

藥治之李曰皆此藥也錢曰不然搐者肝實也故令搐日西身微熱者肺潮用事肺主身溫且熱者爲肺虛所以目微斜露睛者肝肺相勝也肢冷者脾虛也肺若虛甚用益黃散阿膠散得脾虛證退後以瀉青圓導赤散涼驚圓治之後九日平愈

朱監簿子五歲夜發熱曉卽如故衆醫有作傷寒者有作熱治者以涼藥解之不愈其候多涎而喜睡他醫以鐵粉圓下涎其病益甚至五日大引飲錢氏曰不可下之乃取白术散末煎一兩汁三升使任其意取足服朱生曰飲多不作瀉否錢曰無生水下能作瀉縱瀉不足怪也但不可下耳朱生曰

先治何病錢曰止瀉治痰退熱清袖裏皆此藥也至晚服盡錢看之曰更可服三升又煎白术散三升服盡得稍愈第三日又服白术散三升其子不渴無涎又投阿膠散二服而愈

朱監簿子三歲忽發熱醫曰此心熱頤赤而唇紅煩燥引飲遂用牛黄圓三服以一物瀉心湯下之來日不愈反加無力而能食又便利黄沫錢曰心經虚而有留熱在内必被凉藥下之致此虚勞之病也錢先用白术散生胃中津後以生犀散治之朱曰大便黄沫如何曰胃氣正即瀉自止此虚熱也朱曰醫用瀉心湯何如錢曰瀉心湯者黄連性寒

多服則利能寒脾胃也坐久衆醫至曰實熱錢曰虛熱若寒熱何以瀉心湯下之不安而又加面黄頰赤五心煩燥不食而引飲醫曰既虛熱何大便黄沫錢笑曰便黄沫者服瀉心湯多故也錢後與胡黄連圓治愈

張氏三子病歲大者汗偏身次者上至頂下至胸小者但額有汗衆醫以麥煎散治之不效錢曰大者與香瓜圓次者與益黄散小者與石膏湯各五日而愈

廣親宅四大王宮五太尉病吐瀉不止水穀不化衆醫用補藥言用薑汁調服之六月中服溫藥一日

而加喘吐不定錢曰當用涼藥治之所以然者謂傷熱在內也用石膏湯三服併服之衆醫皆言吐瀉多而米穀不化當補脾何以用涼藥王信衆醫又用丁香散三服錢後至曰不可服此三日外必腹滿身熱飲水吐逆三日外一如所言所以然者謂六月熱甚伏入腹中而令引飲熱傷脾胃郎大吐瀉他醫又行溫藥郎上焦亦熱故喘而引飲三日當死衆醫不能治復召錢至宮中見有熱證以白虎湯三服更以白餅子下之一日減藥二分二日三日又與白虎湯各二服四日用石膏湯一服旋合麥門冬黄芩腦子牛黄天竺黄茯苓以朱砂

爲衣與五圓竹葉湯化下熱退而安

馬承務子五歲吐瀉壯熱不思食錢曰目中黑睛少而白睛多面色㿠白神怯也黑睛少腎虛也黑睛屬水本怯而虛故多病也縱長成必肌膚不壯不耐寒暑易虛易實脾胃亦怯更不可縱酒慾若不保養不過壯年面上常無精神光澤者如婦人之失血也今吐利不食壯熱者傷食也不可下下之虛入肺則嗽入心則驚入脾則瀉入腎則益虛此但以消積圓磨之爲微有食也如傷食甚則可下不下則成癖也實食在內乃可下之下畢補脾必愈隨其虛實無不效者

廣親宮七太尉七歲吐瀉是時七月其證全不食而
昏睡睡覺而悶亂哽氣乾噦大便或有或無不渴
衆醫作驚治之疑睡故也錢曰先補脾後退熱與
使君子圓補脾退熱石膏湯次日又以水銀硫黃
二物下之生薑水調下一字錢曰凡吐瀉五月內
九分下而一分補八月內十分補而無一分下此
者是脾虛瀉醫妄治之至於虛損下之卽死當卽
補脾若以使君子圓卽緩錢又留温胃益脾藥止
之醫者李生曰何食而噦錢曰脾虛而不能食津
少卽噦逆曰何瀉靑褐水曰腸胃至虛冷極故也
錢治而愈

黃承務子二歲病瀉眾醫止之十餘日其證便青白乳物不消身涼加哽氣昏睡醫謂病困篤錢氏先以益脾散三服補肺散三服三日身溫而不哽氣後以白餅子微下之與益脾散二服利止何以然利本脾虛傷食初不與大下搐置十日上實下虛脾氣弱引肺亦虛補脾肺病退即溫不哽氣是也有所傷食仍下之也何不先下後補曰便青爲下臟冷先下必大虛先實脾肺下之則不虛而後更補之也

睦親宮中十大王瘡疹云瘡疹始終出未有他證不可下但當用平和藥頻與乳食不受風冷可也如

瘡疹三日不出或出不快即微發之如瘡發後不多出即加藥加藥不出即大發之如發後不多及脉平無證即瘡本稀不可更發也有大熱者當利小便小熱者當解毒若不快勿發勿下攻止用抱龍圓治之瘡疹若起能食者大黃圓下一二行即止有大熱者當利小便有小熱者宜解毒若黑紫乾陷者百祥圓下之不黑者甚勿下身熱煩燥腹滿而喘大小便濇面赤悶亂大吐此當利小便不瘥者宣風散下之也若五七日痂不焦是內發熱氣蒸於皮中故瘡不得焦痂也宜宣風散導之用生犀角磨汁解之使熱不生必著痂矣

辛氏女子五歲病蟲痛諸醫以巴豆乾漆硇砂之屬治之不效至五日外多哭而俛仰睡卧不安自按心腹時大叫面無正色或青或黄或白或黑目無光而慢唇白吐沫至六日胸高而卧轉不安召錢至錢詳視之用蕪荑散三服見目不除青色大驚曰此病大困若更加瀉則爲逆矣至次日辛見錢曰夜來三更果瀉錢于瀉盆中看如藥汁以杖攪之見有丸藥錢曰此子肌厚當氣實今證反虛不可治也辛曰何以然錢曰脾虛胃冷則蟲動而今反目青此肝乘脾又更加瀉知其氣極虛也而丸藥隨糞下即脾胃已脫兼形病不相應故知死病

後五日昏篤七日而死

段齋郎子四歲病嗽身熱吐痰數日而咯血前醫以桔梗湯及防己圓治之不愈涎上攻吐喘不止請錢氏下褊銀圓一大服復以補肺湯補肺散治之或問段氏子咯血肺虛何以下之錢曰肺雖咯血有熱故也久則虛痿今涎上潮而吐當下其涎若不吐涎則不甚便蓋吐涎能虛又生驚也痰實上攻亦能發搐故依法只宜先下痰而後補脾肺必涎止而吐愈爲順治也若先補其肺爲逆耳此所謂識病之輕重先後爲治也

鄭人齊郎中者家好收藥散施其子忽臟熱齊自取

靑金膏三服幷一服餌之服畢至三更瀉五行其子困睡齊言子睡多驚又與靑金膏一服又瀉三行加口乾身熱齊言尙有微熱未盡又與靑金膏其妻曰用藥十餘行未安莫生他病否召錢氏至日已成虛羸先用前白朮散時時服之後服香瓜圓十三日愈

曹宣德子三歲面黃時發寒熱不欲食而飲水及乳衆醫以爲潮熱用牛黃圓麝香圓不愈及以止渴乾葛散服之反吐錢曰當下白餅子後補脾乃以消積圓磨之此乃癖也後果愈何以故不食但飲水者食伏於管內不能消致令發寒服止渴藥吐

者以藥衝故也下之即愈

錢氏小兒藥證直訣中

錢氏小兒藥證直訣下　　保赤彙編十二

大青膏　治小兒熱盛生風欲爲驚搐血氣未實不能勝邪故發搐也大小便依度口中氣熱當發之

天麻末壹錢　白附子末生壹錢伍分

青黛研壹錢　蝎尾去毒生末

烏稍蛇肉酒浸焙乾取末各壹錢

硃砂研　天竺黃研

右同再研細生蜜和成膏每服半皁子大至一皁子大月中兒粳米大同牛黃膏溫薄荷水化一處服之五歲已上同甘露散服之

涼驚圓　治驚癇

草龍膽　防風　青黛各叁錢　鈎藤貳錢
黄連伍錢　牛黄　麝香　龍腦各壹字
麪糊圓粟米大每服叁伍圓金銀花湯下

粉紅圓　又名溫驚圓

天南星臘月釀牛膽中百日陰乾取末肆兩别研如釀者只剉炒熟用
朱砂研壹錢伍分　天竺黄研壹兩　龍腦半字别研
坯子胭脂壹錢研乃染胭脂
右用牛膽汁和圓雞頭大每服一圓小者半圓沙糖溫水化下

瀉青圓　治肝熱搐搦脈洪實

當歸去蘆頭切焙稱　龍腦焙稱　川芎

山梔子仁　川大黄煨　羌活
防風去蘆頭切焙稱
右件等分爲末鍊蜜和圓雞頭大每服半圓至壹圓煎竹葉湯同沙糖溫水化下
地黄圓　治腎怯失音顖開不合神不足目中白睛多面色㿠白等方
熟地黄　山茰肉　乾山藥各肆錢
澤瀉　牡丹皮　白茯苓去皮各叁錢
右爲末煉蜜圓如梧子大空心溫水化下叁圓
瀉白散又名瀉肺散　治小兒肺盛氣急喘嗽
地骨皮　桑白皮炒各壹兩　甘草炙壹錢

右剉散入粳米壹撮水貳小盞煎七分食前服

阿膠散 又名補肺散　治小兒肺虛氣粗喘促

阿膠壹兩伍錢 麩炒　黍粘子 炒香　甘草 炙各貳錢伍分

馬兜鈴伍錢焙　杏仁柒箇去皮尖炒　糯米壹兩炒

右爲末每服壹貳錢水壹盞煎至六分食後溫服

導赤散　治小兒心熱視其睡口中氣溫或合面睡及上竄咬牙皆心熱也心氣熱則心胸亦熱欲言不能而有就冷之意故合面睡

生地黃　甘草 生　木通 各等分

右同爲末每服叁錢水壹盞入竹葉同煎至五分食後溫服一本不用甘草用黃芩

益黃散 又名補脾散 治脾胃虛弱及治脾疳腹大身瘦

陳皮去白壹兩 丁香貳錢一方用木香 訶子炮去核 青皮去白 甘草炙各伍錢

右爲末三歲兒壹錢半水半盞煎三分食前服

瀉黃散 又名瀉脾散 治脾熱弄舌

藿香葉柒錢 山梔子仁壹錢 石膏伍錢 甘草叁兩 防風四兩去蘆切焙

右剉同蜜酒微炒香爲細末每服壹錢至貳錢水壹盞煎至五分溫服清汁無時

白朮散 治脾胃久虛嘔吐泄瀉頻作不止精液苦

竭煩渴躁但欲飲水乳食不進羸瘦困劣因而失
治變成驚癇不論陰陽虛實並宜服

人參貳錢伍分　白茯苓伍錢　白朮伍錢炒
藿香葉伍錢　木香貳錢　甘草壹錢
葛根伍錢渴者加至壹兩

右㕮咀每服叁錢水煎熱甚發渴去木香

塗顖法

麝香壹字　蝎尾去毒爲末半錢一作半字　薄荷葉半字
蜈蚣末　牛黃末　青黛末各壹字

右同研用熟棗肉劑爲膏新綿上塗勻貼顖上四
方可出一指許火上炙手頻熨百日內外小兒可

用此

浴體法　治胎肥胎熱胎怯

天麻末貳錢　全蝎去毒爲末　硃砂各伍錢

烏蛇肉酒浸焙乾　白礬各貳錢　麝香壹錢

青黛叁錢

右同研勻每用叁錢水叁碗桃枝壹握葉伍柒枝

同煎至十沸溫熱浴之勿浴背

甘桔湯　治小兒肺熱手掐眉目鼻面

桔梗貳兩　甘草壹兩

右爲麤末每服貳錢水壹盞煎至柒分去滓食後

溫服加荆芥防風名如聖湯熱甚加羌活黃芩升

麻

安神圓 治面黄頰赤身壯熱補心 一治心虚肝熱神思恍惚

馬牙硝伍錢 白茯苓伍錢 麥門冬伍錢
乾山藥伍錢 龍齒壹字研 寒水石伍錢研
硃砂壹兩研 甘草伍錢

右末之煉蜜爲圓雞頭大每服半圓沙糖水化下無時

當歸湯 治小兒夜啼者臓寒而腹痛也面靑手冷不吮乳者是也

當歸 白芍藥 人參各壹分

甘草炙半分 桔梗 陳皮不去白各壹分

右爲細末水煎半錢時時少與服又有熱痛亦啼叫不止夜發面赤脣焦小便黃赤與三黃圓人參湯下

瀉心湯 治小兒心氣實則氣上下行澀合臥則氣不得通故喜仰臥則氣上下通

黃連去鬚壹兩

右爲末每服伍分臨臥取溫水化下

生犀散 治目淡紅心虛熱

生犀末貳錢剉 地骨皮自採佳 赤芍藥

柴胡根 乾葛剉各壹兩 甘草炙伍錢

右爲麄末每服壹貳錢水壹盞煎至柒分溫服食後

白餅子 又名玉餅子 治壯熱

滑石末壹錢 輕粉伍錢 半夏末壹錢

南星末壹錢 巴豆念肆箇去皮膜用水壹升煮乾研細

右三味搗羅爲末入巴豆粉次入輕粉又研勻却入餘者藥末如法令勻糯米粉圓如菉豆大量小兒虛實用藥三歲以下每服三圓至五圓空心紫蘇湯下忌熱物若三五歲兒壯實者不以此[redacted]加至貳[redacted]圓以利爲度

利驚圓 治小兒急驚風

青黛　輕粉各壹錢　牽牛末伍錢
天竺黄貳錢
右爲末白麪糊圓如小豆大貳拾圓薄荷湯下一
法煉蜜圓如芡實大壹粒化下
括蔞湯　治慢驚
括蔞根貳錢　白甘遂壹錢
右用慢火炒焦黄色研勻每服壹字煎麝香薄荷
湯調下無時凡藥性雖冷炒焦用之乃温也
五色圓　治五癇
硃砂伍錢研　水銀壹兩　雄黄壹兩
鉛叁兩同水銀熬　真珠末壹兩研

右煉蜜圓如麻子大每服叁肆圓金銀薄荷湯下

調中圓

人參去蘆 白术 乾薑炮各叁兩 甘草炙減半

右爲細末圓如菉豆大每服半圓至貳叁拾圓食前溫水送下

塌氣圓 治虛脹如腹大者加蘿蔔子名褟圓子

胡椒壹兩 蝎尾去毒伍錢

右爲細末麵圓粟米大每服伍柒圓至壹貳拾圓陳米飲下無時一方有木香壹錢

木香圓 治小兒疳瘦腹大

木香 青黛另研 檳榔

荳蔻去皮各壹分　麝香另研壹錢五分　續隨子去皮壹兩

蝦蟆叁箇燒存性

右為細末蜜圓菉豆大每服叁五圓至壹貳拾圓薄荷湯下食前

胡黃連圓　治肥熱疳

川黃連伍錢　胡黃連伍錢　硃砂壹錢另研

右以上貳物為細末入硃砂末都填入猪膽內用淡漿水煮以杖于銚子上用線釣之勿着底候一炊久取出研入蘆薈麝香各壹分飯和圓如麻子大每服伍柒圓至貳叁拾圓米飲下食後

蘭香散　治疳氣鼻下赤爛

蘭香葉菜名燒灰貳錢　銅青伍分　輕粉貳字

右爲細末令勻看瘡大小乾貼之

白粉散　治諸疳瘡

海螵蛸叁分　白芨叁分　輕粉壹分

右爲末先用漿水洗拭乾貼

消積圓　治大便酸臭

丁香玖箇　縮砂仁貳拾箇　烏梅肉叁箇

巴豆貳箇去皮油心膜

右爲細末麪糊圓黍米大叁歲已上叁五圓已下

叁貳圓溫水下無時

安蟲散　治小兒蟲痛

胡粉炒黄　檳榔　川練子去皮核

鶴虱炒各貳兩　白礬鐵器熬壹分　乾漆炒烟盡貳分

雄黃壹分　巴豆霜壹分

右爲細末每服壹字大者半錢溫米飲調下痛時服

紫霜圓　治消積聚

代赭石煅醋淬七次　赤石脂各壹錢　杏仁伍拾粒去皮尖

巴豆叁拾粒去皮膜心出油

右先將杏仁巴霜入乳鉢內細研如膏却入代赭石脂末研勻以湯浸蒸餅爲圓如粟米大壹歲服伍圓米飲湯下壹貳百日內兒叁圓乳汁下更宜

量其虛實加減微利爲度此藥兼治驚痰諸症雖
下不致虛人

止汗散　治六陽虛汗上至頂不過胸也不須治之
喜汗厚衣臥而額汗出也止汗散止之

右用故蒲扇灰如無扇只將故蒲燒灰研細每服
壹貳錢溫酒調下無時

香瓜圓　治徧身汗出

大黃瓜黃色者壹箇去穣　川大黃濕紙裹煨至紙焦　胡黃連
柴胡去蘆　鼈甲醋炙黃　蘆薈
青皮　黃柏

右除黃瓜外同爲細末將黃瓜割去頭塡入諸藥

置湯滿却蓋口用杖子插定漫火内煨熟麪糊圓如菉豆大每服叁貳圓食後冷漿水或新水下大者伍柒圓至拾圓

花火膏　治夜啼

燈花壹棵

右塗乳上令兒吮之

白玉散　治熱毒氣客於腠理搏於血氣發於外皮上赤如丹是方用之

白土貳錢伍分又云滑石　寒水石伍錢

右爲末用米醋或新水調塗

牛黄膏　治驚熱

雄黃（小棗大用獨莖蘿蔔根水并醋共大盞煮盡）　甘草末

甜硝（各叁錢）　硃砂（半錢匕）　龍腦（壹字匕）

寒水石（研細伍錢匕）

右同研勻蜜和爲劑食後薄荷湯溫化下半皂子大

牛黃圓　治小兒疳積

雄黃（研水飛）　天竺黃（各貳錢）　牽牛（末壹錢）

右同再研麪糊爲圓粟米大每服叁圓至伍圓食後薄荷湯下兼治疳消積常服尤佳大者加圓數

玉露散（又名甘露散）　治傷熱吐瀉黃瘦

寒水石（軟而微青黑中有細紋者是）　石膏（堅白而牆壁手不可折者是好各半兩）

甘草生壹錢

右同爲細末每服壹字或半錢壹錢食後溫湯調下

百祥圓一名南陽圓　治瘡疹倒靨黑陷

用紅芽大戟不以多少蔭乾漿水軟法骨日中曝乾復內汁中煮汁盡焙乾爲末水圓如粟米大每服壹貳拾圓研赤脂麻湯下吐利同無時

牛李膏一名必勝膏　治同前方

牛李子

右杵汁石器內熬膏每服皁子大煎杏膠湯化下

宣風散　治小兒慢驚

檳榔兩箇 陳皮 甘草各半兩
牽牛肆兩半生半熟
右為細末叁貳歲兒蜜湯調下伍分已上壹錢食
前服
麝香圓 治小兒慢驚癎等病
草龍膽 胡黃連各半兩 木香
蟬殼去劍乾秤為末 蘆薈去砂秤 熊膽
青黛各壹錢 輕粉 腦麝
牛黃各壹錢並別研 瓜蒂貳拾壹箇為末
右猪膽圓如桐子及菉豆大驚癎臟腑或秘或瀉
清米飲或溫水下小圓伍柒粒至壹貳拾粒癎眼

猪肝湯下疳渴燖猪湯下亦得猪肉湯下亦得驚風發搐眼上薄荷湯化下壹圓更水研壹圓滴鼻中牙疳瘡口瘡研貼蟲痛苦楝子或白蕪荑湯送下百日內小兒大小便不通水研封臍中蟲候加乾漆好麝香各少許并入生油壹兩點溫水化下大凡病急則研碎緩則浸化小兒虛極慢驚者勿服尤治急驚痰熱

大惺惺圓　治驚疳百病及諸壞病不可具述

辰砂研　青礞石　金牙石各壹錢半

雄黃壹錢　蟾灰貳錢　牛黃

龍腦別研各壹字　麝香半錢別研　蛇黃叁錢醋淬伍次

右研勻細水煮蒸餅爲圓硃砂爲衣如菉豆大百日兒每服壹圓壹歲兒貳圓薄荷溫湯化下食後

小惺惺圓　解毒治急驚風癇潮熱及疾虛煩藥毒上攻躁渴

臘月取東行母猪糞燒灰存性　辰砂水研飛

腦麝各貳錢　牛黃壹錢各別研

蛇黃西山者燒赤醋淬叁次水研飛乾用半兩

右以東流水作麪糊圓桐子大硃砂爲衣每服貳叁歲兩圓鑰匙研破溫水化下小兒纔生便宜服壹圓除胎中百疾食後

銀砂圓　治涎盛膈熱實痰嗽驚風積潮熱

水銀結砂子叄皂子大　辰砂研貳錢　蝎尾去毒爲末

鵬砂　粉霜各研　輕粉

郁李仁去皮焙秤爲末　白牽牛　鐵粉

好臘茶各叄錢

右同爲細末熬梨汁爲膏圓如菉豆大龍腦水化下壹圓至叄圓亦名梨汁餅子及治大人風涎並食後

蛇黃圓　治驚癇因震駭恐怖叫號恍惚是也

蛇黃真者叄箇火煅醋淬　鬱金柒分壹處爲末　麝香壹字

右爲末飯圓桐子大每服壹貳圓煎金銀磨刀水化下

三聖圓　化痰涎寬膈消乳癖化驚風食癇諸疳小兒壹歲以內常服極妙

○小青圓

青黛壹錢　牽牛末叁錢　膩粉壹錢

並研勻麪糊圓黍米大

○小紅圓

天南星末壹兩生　硃砂半兩研　巴豆壹錢取霜

並研勻薑汁麪糊圓黍米大

○小黃圓

半夏生末壹分　巴豆霜壹字匕　黃蘗末壹字匕

並研勻薑汁麪糊圓黍米大　已上百日者各壹

圓壹歲者各貳圓隨乳下

鐵粉圓　治涎盛潮搐吐逆

水銀砂子貳分　硃砂　鐵粉各壹分

輕粉貳分　天南星炮裂去皮臍取末壹分

右同研水銀星盡爲度薑汁麪糊圓粟米大煎生薑湯下拾圓至拾伍圓貳叁拾圓無時

銀液圓　治驚熱膈實嘔吐上盛涎熱

水銀半兩　天南星貳錢炮　白附子壹錢炮

右爲末用石腦油爲膏每服壹皁子大薄荷湯下

鎮心圓　治小兒驚癇心熱

硃砂　龍齒　牛黃各壹錢　鐵粉　琥珀

人參　茯苓　防風各貳錢　全蝎柒箇焙

右末煉蜜圓如桐子大每服壹圓薄荷湯下

金箔圓　治急驚涎盛

金箔貳拾片　天南星剉炒　白附子炮

防風去蘆鬚焙　半夏湯浸七次切焙乾秤各半兩　雄黃

辰砂各壹分　生犀末半分　牛黃

腦麝各半分已上六物研

右爲細末薑汁麪糊圓麻子大每服叁伍圓至壹貳拾圓人參湯下如治慢驚去龍腦服無時

辰砂圓　治驚風涎盛潮作及胃熱吐逆不止

辰砂別研　水銀砂子各壹分　天麻

牛黃伍分　腦麝別研伍分　生犀末

白殭蠶酒炒　蟬殼去足　乾蝎去毒炒

麻黃去節　天南星湯浸柒次焙切乾秤各壹分

右同爲末再研勻熟蜜圓如菉豆大硃砂爲衣每服壹貳圓或伍柒圓食後服之薄荷湯送下

剪刀股圓　治一切驚風久經宣利虛而生驚者

硃砂　天竺黃各研　白殭蠶去頭足炒

蝎去毒炒　乾蟾去四足并腸洗炙焦黃爲末

蟬殼去劍　五靈脂去黃者爲末各壹分　牛黃

龍腦并研各壹字　麝香研伍分　蛇黃伍錢燒赤醋淬叁伍次放水研飛

右藥末共貳兩肆錢東流水煮白麪糊圓桐子大

每服壹圓剪刀環頭研食後薄荷湯化下如治慢驚即去龍腦

麝蟾圓　治驚涎潮搐

大乾蟾 秤貳錢灰各另研　鐵粉 叁錢　硃砂

青礞石末　雄黃末　蛇黃 燒取末各貳錢匕

龍腦 壹字匕　麝香 壹錢匕

右件研勻水浸蒸餅爲圓如桐子大硃砂爲衣薄荷水下半圓至壹圓無時

軟金丹　治驚熱痰盛壅嗽膈實

天竺黃　輕粉 各貳兩　青黛 壹錢

黑牽牛 取頭末　半夏 用生薑叁錢擣成麴焙乾再爲細末各叁分

右同研匀熟蜜劑爲膏薄荷水化下半皁子大至壹皁子大量兒度多少用之食後

桃枝圓　疎取積熱及結胸又名桃符

巴豆霜　川大黃　黃蘗末各壹錢壹字

輕粉　硇砂各伍分

右爲細末麪糊圓粟米煎桃枝湯下壹晬兒伍柒圓伍柒歲貳叁拾圓桃符湯下亦得未晬兒叁貳圓臨臥

蟬花散　治驚風夜啼咬牙咳嗽及療咽喉壅痛

蟬花和殼　白殭蠶直者酒炒熟　甘草炙各壹錢

延胡索半分

右爲末壹歲壹字四五歲半錢蟬殼湯下食後

鈎藤引子 治吐利脾胃虚風慢驚

鈎藤叁分 蟬殼 防風去蘆頭切

人參去蘆頭切 麻黄去節稱 白殭蠶炒黄

天麻 蝎尾去毒炒各半兩 甘草炙

川芎各壹分 麝香壹分別研入

右同爲細末每服貳錢水壹盞煎至陸分温服量多少與之寒多加附子末半錢無時

抱龍圓 治傷風瘟疫身熱昏睡氣粗風熱痰實壅嗽驚風潮搐及蠱毒中暑沐浴後並可服壯實小兒宜時爾服之

天竺黃壹兩　雄黃水飛壹錢　辰砂
麝香各別研半兩　天南星肆兩臘月釀牛膽中陰乾百日如無只將生者去皮臍剉炒乾用
右為細末煮甘草水和圓皁子大溫水化下服之
百日小兒每圓分作叁肆服五歲壹貳圓大人叁
伍圓亦治室女白帶伏暑用鹽少許嚼壹貳圓新
水送下臘月中雪水煮甘草和藥尤佳一法用漿
水或新水浸天南星三日候透軟煮叁伍沸取出
乘軟切去皮只取白軟者薄切焙乾炒黃色取末
捌兩以甘草貳兩半拍破用水貳碗浸壹宿慢火
煮至半碗去滓旋旋灑入天南星末慢研之令甘
草水盡入餘藥

豆卷散　治小兒慢驚多用性太溫及熱藥治之有驚未退而別生熱症有病愈而致熱症者有反爲急驚者甚多當問病者幾日因何得之曾以何藥療之可解毒之藥無不效宜此方

大豆黃卷 水浸黑豆生芽是也曬乾　板藍根

貫衆　甘草 炙各壹兩

右四物同爲細末每服半錢至壹錢水煎去滓服甚者叁錢漿水内入油數點煎又治吐蟲服無時

龍腦散　治急慢驚風

大黃 蒸　半夏 湯洗薄切用薑汁浸一宿焙乾炒　甘草

金星石　禹餘糧　不灰木

青蛤粉　銀星石　寒水石

右各等分同爲細末研入龍腦壹字再研勻新水調壹字至伍分量兒大小與之通解諸毒本舊方也仲陽添入甘松叁兩枝藿香葉末壹錢金芽石壹分減大黄一半治藥毒吐血神妙

虛風方　治小兒吐瀉或誤服冷藥脾虛生風因成慢驚

大天南星壹箇重捌玖錢已上者良

右用地坑子一箇深叁寸許用炭火伍觔燒通赤入好酒半盞在內然後入天南星卻用炭火叁兩條葢卻坑子候南星微裂取出剌碎再炒勻熟不

可稍生候冷爲細末每服伍分或壹字量兒大小
濃煎生薑防風湯食前調下無時

虛風又方

半夏壹錢湯洗柒次薑汁浸半日曬乾　梓州厚朴壹兩細剉

右件米泔叁升同浸壹百刻水盡爲度如百刻水未盡加火熬乾去厚朴只將半夏研爲細末每服半字壹字薄荷湯調下無時

褊銀圓　治風涎膈實上熱及乳食不消腹脹喘粗

巴豆去皮油心膜研細　水銀各半兩　黑鉛貳錢半水銀結砂子
麝香伍分另研　好墨捌錢研

右將巴豆末并墨再研勻和入砂子麝香陳米粥

和圓如菉豆大捏褊壹歲壹圓貳叁歲貳叁圓伍
歲以上伍陸圓煎薄荷湯放冷送下不得化破更
量虛實增減並食後
又牛黃膏　治熱及傷風瘖熱
雄黃研　甘草末　川甜硝各壹分
寒水石生飛研壹兩　腦子壹錢　菉豆粉半兩
右研匀錬蜜和成膏薄荷水化下半皁大食後
五福化毒丹　治瘡疹餘毒上攻口齒躁煩亦咽乾
口舌生瘡及治藴熱積毒熱驚惕狂躁
生熟地黃焙秤各伍兩　元參　天門冬去心
麥門冬去心焙秤各叁兩　甘草炙　甜硝各貳兩

青黛壹兩半

右上八味爲細末後研入硝黛錬蜜圓如雞豆大

每服半圓或壹圓食後水化下

羌活膏　治脾胃虛肝氣熱盛生風或取轉過或吐

瀉後爲慢驚亦治傷寒

羌活去蘆頭　川芎　人參去蘆頭

赤茯苓去皮　白附子炮各半兩　天麻壹兩

白殭蠶酒浸炒黃　乾蝎去毒炒　白花蛇酒浸取肉焙乾各壹分

川附子炮去皮臍　防風去蘆頭切焙　麻黃去節秤各叄錢

荳蔻肉　雞舌香即母丁香　藿香葉

木香各貳錢　輕粉壹錢　珍珠

麝香　牛黃各壹錢　龍腦半字

雄黃　辰砂各壹分已上十味各別研入

右同爲細末熟蜜和劑旋圓大豆大每服壹貳圓食前薄荷湯或麥冬湯溫化下實熱驚急勿服性溫故也服無時

郁李仁圓　治襁褓小兒大小便不通驚熱痰實欲得溏動者

郁李仁去皮　川大黃去粗皮取實者剉酒浸半日控乾炒爲末各壹兩

滑石半兩研細

右先將郁李仁研成膏和大黃滑石圓如黍米大量大小與之以乳汁或薄荷湯下食前

犀角圓　治風熱痰實面赤大小便秘澀三焦邪熱腑臟蘊毒疎導極穩方

生犀角末壹分　人參去蘆頭切　枳實去瓤炙

檳榔半兩　黄連壹兩

大黄貳兩酒浸切片以巴豆去皮壹百箇貼在大黄上紙裹飯上蒸三次切炒令黄焦去巴豆不用

右爲細末鍊蜜和圓如麻子大每服壹貳拾圓臨卧熟水下未動加圓亦治大人孕婦不損

異功散　温中和氣治吐瀉不思乳食凡小兒虚冷病先與數服以助其氣

人參切去頂　茯苓去皮　白术

陳皮剉　甘草各等分

右爲細末每服貳錢水壹盞生薑伍片棗兩箇同
煎至柒分食前温服量多少與之

藿香散 治脾胃虚有熱面赤嘔吐涎嗽及轉過度
者

麥門冬去心焙 半夏麯 甘草炙各半兩
藿香葉壹兩

右爲末每服伍分至壹錢水壹盞半煎柒分食前
温服

如聖圓 治冷熱疳瀉

胡黄連 白蕪荑去扇炒 川黄連各貳兩
史君子壹兩去殼科 麝香別研伍分 乾蝦蟆伍枚判酒熬膏

右爲末用膏圓如麻子大每服人參湯下貳叁歲者伍柒圓以上者拾圓至拾伍圓無時

白附子香連圓　治腸胃氣虛暴傷乳哺冷熱相雜瀉痢赤白裏急後重腹痛搊撮晝夜頻併乳食減少

黃連　木香各壹分　白附子大貳箇

右爲末粟米飯圓菉豆大或黍米大每服拾圓至貳叁拾圓食前清米飲下日夜各肆伍服

豆蔻香連圓　治泄瀉不拘寒熱赤白陰陽不調腹痛腸鳴切痛可用如聖

黃連炒叁分　肉豆蔻　南木香各壹分

右爲細末粟米飯圓米粒大每服米飲湯下拾圓至貳叁拾圓日夜各肆伍服食前

小香連圓　治冷熱腹痛水穀利滑腸方

木香　訶子肉各壹分　黄連半兩炒

右爲細末飯和圓菉豆大米飲下拾圓至叁伍拾圓頻服之食前

二聖圓　治小兒臟腑或好或瀉久不愈羸瘦成疳

川黄連去鬚　黄蘗去粗皮各壹兩

右爲細末將藥末入猪膽內湯煮熟圓如菉豆大每服貳叁拾圓米飲下量兒大小加減頻服無時

沒石子圓　治泄瀉白濁及疳痢滑腸腹痛者方

木香 黄連各壹分 没石子壹箇
荳蔻仁 訶子肉叁箇
右爲細末飯和圓麻子大米飲下量兒大小加減
食前

當歸散 治變蒸有寒無熱
當歸貳錢 木香 官桂
甘草炙 人參各壹錢
右㕮咀每服貳錢水柒分盞薑叁片棗壹枚去核
同煎服

温白圓 治小兒脾氣虛困泄瀉瘦弱冷疳洞利及
因吐瀉或久病後成慢驚身冷瘈瘲

天麻生半兩　白殭蠶炮　白附子生
乾蝎去毒　天南星剉湯浸柒次焙各壹分
右同爲末湯浸寒食麪和圓如菉豆大圓了仍與
寒食麪內養柒日取出每服伍柒圓至叁貳拾圓
空心煎生薑米飲漸加圓數多與服
荳蔻散　治吐瀉煩渴腹脹小便少
荳蔻　丁香各半分　舶上硫黃壹分
桂府白滑石叁分
右爲細末每服壹字至半錢米飲下無時
溫中圓　治小兒胃寒瀉白腹痛腸鳴吐酸水不思
食及霍亂吐瀉

人參切去頂焙　甘草剉焙　白术各壹兩爲末

右薑汁麪和圓菉豆大米飲下壹貳拾圓無時

胡黃連麝香圓　治疳氣羸瘦白蟲作方

胡黃連　白蕪荑去扇各壹兩　木香

黃連各半分　辰砂另研壹分　麝香剉研壹錢

右爲細末麪糊圓菉豆大米飲下伍柒圓至拾圓

叅伍歲已上者可拾伍圓貳拾圓無時

大胡黃圓　治一切驚疳腹脹蟲動好喫泥土生米

不思飲食多睡嗞啀臟腑或秘或瀉肌膚黃瘦毛

焦髮黃飲水五心煩熱能殺蟲消進飲食治瘡癬

常服不瀉痢方

胡黃連　黃連　苦楝子各壹兩

白蕪荑去扇半兩秋初叁分　蘆薈另研、　乾蟾頭燒存性另研各壹分

麝香壹錢另研　青黛壹兩半另研

右先將前四味爲細末，猪膽汁和爲劑，每壹胡桃大，入巴豆仁，用油單一重裹之，蒸熟去巴豆，用米壹升許，蒸米熟爲度，入後四味爲圓。如難圓，少入麪糊圓麻子大。每服拾圓、拾伍圓，清米飲下，食後臨臥日進叁兩服。

榆仁圓　治疳熱瘦悴，有蟲，久服充肥。

榆仁去皮　黃連去頭各壹兩

右爲細末，用猪膽柒箇破開取汁，與貳藥同和入

碗內甑上蒸九日每日壹次候日數足研麝香伍分湯浸一宿蒸餅同和成劑圓如菉豆大每服伍柒圓至壹貳拾圓米飲下無時

大蘆薈圓　治疳殺蟲和胃止瀉

蘆薈研　木香　青橘皮

胡黃連　黃連　白蕪荑去扇研

雷丸　鶴虱微炒各半兩　麝香貳錢另研

右爲細末粟米飲圓菉豆大米飲下貳拾圓無時

龍骨散　治疳口瘡走馬疳

砒霜　蟾酥各壹字　粉霜伍分

龍骨壹錢　定粉壹錢伍分　龍腦半字

右先研砒粉極細次入龍骨再研次入定粉等同研每用少許傅之

橘連圓　治疳瘦久服消食和氣長肌肉

陳橘皮壹兩　黄連壹兩伍錢去鬚米泔浸壹日

右爲細末研入麝香伍分用猪膽柒箇分藥入在膽內漿水煮候臨熟以針微劄破以熟爲度取出以粟米粥和圓菉豆大每服拾圓至貳叁拾圓米飲下量兒大小與之無時

龍粉圓　治疳渴

草龍膽　定粉　烏梅肉焙秤

黄連各貳分

右爲細末煉蜜圓如麻子大米飲下壹貳拾圓無時

香銀圓　治吐

丁香　乾葛各壹兩　半夏湯浸拾次切焙

水銀各半兩

右上叁味同爲細末將水銀與藥同研勻生薑汁圓如麻子大每服壹貳圓至伍柒圓煎金銀湯下無時

金華散　治乾濕瘡癬

黃丹煅壹兩　輕粉壹錢　黃檗

黃連各半兩　麝香少許

右爲末先洗次乾摻之如乾癬瘡用臘月猪脂和傅如無用麻油亦可加黄芩大黄

安蟲圓　治上中二焦虚或胃寒蟲動及痛又名苦楝圓方

乾漆叁分杵碎炒烟盡　雄黄　巴豆霜壹錢

右爲細末麪糊圓黍米大量兒大小與服取東行石榴根煎湯下痛者煎苦楝根湯下或蕪荑湯下伍柒圓至叁貳拾圓發時服

蕪荑散　治胃寒蟲痛

白蕪荑去扇秤　乾漆炒各等分

右爲細末每服壹字五分或壹錢米飲調下發時

服右方杜壬養生必用方同杜亦治胃寒蟲上

膽礬圓　治疳消癖進食止瀉和胃遣蟲

膽礬真者壹錢爲粗末　綠礬真者貳兩　大棗拾肆箇去核

好醋壹升

已上四物同煎熬令棗爛和後藥

使君子貳兩去殼　枳實去穰炒叁兩　黄連

訶黎勒去核各壹兩並爲粗末　巴豆貳柒枚去皮破之

已上五物同炒令黑約三分乾入後藥

夜明砂壹兩　蝦蟆灰存性壹兩　苦楝根皮末半兩

已上叁物再同炒候乾同前四物杵羅爲末卻同

前膏和入臼中杵千下如未成更旋入熟棗肉亦

不可多恐服之難化太稠即入温水可圓即圓如菉豆大每服貳叁拾圓米飲温水下不拘時

眞珠圓　取小兒虛中一切積聚驚涎宿食乳癖治大小便澁滯療腹脹行滯氣

木香　白丁香眞者　丁香末

巴豆仁拾肆箇水浸一宿研極膩　輕粉各伍分留少許爲衣　白滑石末貳分

右爲末研勻濕紙裹燒粟米飯圓麻子大壹歲壹圓八九歲已上至十五歲服捌圓炮皂子煎湯放冷下挾風熱難動者先服涼藥壹服乳癖者減圓數隔日臨卧壹服

消堅圓　消乳癖及下交奶又治痰熱膈實取積

硇砂末　巴豆霜　輕粉各壹錢

水銀砂子兩早子大　細墨少許　黃明膠末伍錢

右同研勻入麪糊圓如麻子大倒流水下壹歲壹圓食後

百部圓　治肺寒壅嗽微有痰

百部叁兩炒　麻黃去節　杏仁肆拾箇去皮尖微炒煮叁伍沸

右爲末煉蜜圓如芡實大熱水化下加松子仁肉伍拾粒糖圓之含化大妙

紫草散　發斑疹

鉤藤鉤子　紫草茸各等分

右爲細末每服壹字或伍分壹錢溫酒調下無時

秦艽散　治潮熱減食蒸瘦方
秦艽去蘆頭切焙　甘草炙各壹兩　乾薄荷半兩勿焙
右爲麤末每服壹錢水壹中盞煎至捌分食後
温服
地骨皮散　治虛熱潮作亦治傷寒壯熱及餘熱方
地骨皮自採佳　知母　銀州柴胡去蘆
甘草炙　半夏湯洗柒次切焙　人參切去頂焙
赤茯苓各等分
右爲細末每服貳錢薑伍片水壹盞煎至捌分食
後温服量大小加減
人參生犀散　解小兒時氣寒壅欬嗽痰逆喘滿心

忪驚悸臟腑或秘或泄調胃進食又主一切風熱
服尋常涼藥即瀉而減食者

人參切去蘆叁錢　前胡去蘆柒錢　甘草炙黃貳錢

桔梗　杏仁去皮尖略爆乾為末秤各伍錢

右將前四味為末後入杏仁再粗羅羅過每服貳
錢水壹盞煎至捌分去滓溫服食後

三黃圓　治諸熱

黃芩半兩去心　大黃去皮濕紙裹煨　黃連去鬚各壹錢

右同為細末麪糊圓菉豆大或麻子大每服伍柒
圓至拾伍圓貳拾圓食後米飲送下

治顖開不合鼻塞不通方

天南星大者微炮去皮爲細末淡醋調塗緋帛上
貼顖上火炙手頻熨之
黄芪散　治虚熱盗汗
牡蠣煅　黄芪　生地黄各等分
右爲末煎服無時
虎杖散　治實熱盗汗
右用虎杖剉水煎服量多少與之無時
捻頭散　治小便不通方
延胡索、川苦楝各等分
右同爲細末每服伍分或壹錢捻頭湯調下量多
少與之如無捻頭湯卽湯中滴油數點食前

羊肝散　治瘡疹入眼成翳

右用蟬蛻末水煎羊子肝湯調服貳叁錢凡痘瘡纔欲着痂卽用酥或面油不住潤之可揭卽揭去若不潤及遲揭瘡硬卽隱成瘢痕

蟬蛻散　治斑瘡入眼半年已內者壹月取效

蟬蛻去土取末壹兩　猪懸蹄甲貳兩罐子內鹽泥固濟燒存性

右二味研入羚羊角細末壹分拌勻每服壹字百日外兒伍分叁歲以上壹貳錢溫水或新水調下日三四夜一二食後服一年以外難治

烏藥散　治乳母冷熱不和及心腹時痛或水瀉或乳不好

天台烏藥　香附子破用台者　高良薑

赤芍藥

右各等分爲末每服壹錢水壹盞同煎陸分温服

如心腹疼痛入酒煎水瀉米飲調下無時

二氣散　治冷熱驚吐反胃一切吐利諸治不效者

硫黃半兩研　水銀貳錢半研不見星

右每服壹字至伍分生薑水調下或同炒結砂爲

圓

葶藶圓　治乳食衝肺咳嗽面赤痰喘

甜葶藶隔紙炒　黑牽牛炒　漢防己

杏仁炒去皮尖各壹錢

右爲末入杏仁泥取蒸陳棗肉和搗爲圓如麻子大每服伍圓至柒圓生薑湯送下

麻黃湯　治傷風發熱無汗咳嗽喘急

麻黃去節叁錢水煮去沫漉出曬乾　肉桂貳錢

甘草炙壹錢　杏仁柒箇去皮尖麩炒黃研膏

每服壹錢水煎服以汗出爲度自汗者不宜服

生犀磨汁　治瘡疹不快吐血衄血

生犀磨汁

大黃圓　治諸熱

大黃　黄芩各壹兩

右爲末煉蜜圓如菉豆大每服伍圓至拾圓温蜜

水下量兒加減

史君子圓　治臟腑虛滑及疳瘦下利腹脇脹滿不思乳食常服安蟲補胃消疳肥肌

厚朴去粗皮薑汁塗炙　甘草炙　訶子肉半生半煨

青黛各半兩如是兼驚及帶熱瀉入此味如只變疳不調不用此味　陳皮去白壹分

史君子去殼壹兩麪裹煨熟去麪不用

右為末煉蜜圓如小雞豆大每服壹圓米飲化下百日已上一歲已下服半圓乳汁化下

青金丹　疏風利痰

蘆薈　牙硝　青黛各壹錢

史君子叁枚　硼砂　輕粉各伍分

蝎梢 拾肆箇

右末磨香墨拌圓麻子大每叁圓薄荷湯下

燒青圓 治乳癖

輕粉　粉霜　硇砂 各壹錢

白麪 貳錢　元精石 壹分　白丁香 壹字

定粉 壹錢　龍腦 拾字

右同一處研令極細滴水和爲壹餅以文武火燒熟勿焦再爲末研如粉麪滴水和圓如黃米每服柒圓漿水化下叁歲以下服伍圓量兒大小加減服之此古方也

敗毒散 治傷風瘟疫風濕頭目昏暗四肢作痛增

寒壯熱項强睛疼或惡寒咳嗽鼻塞聲重

柴胡洗去蘆　前胡　川芎

枳殼炒　羌活　獨活

茯苓　桔梗炒　人參各壹兩

甘草半兩

右爲末每服貳錢生薑薄荷煎加地骨皮天麻或咬咀加蟬蛻防風治驚熱可加芍藥乾葛黄芩無汗加麻黄

小兒藥證直訣下